生理学思维导图

（供临床医学、护理学、预防医学、药学、生物科学等专业使用）

主　编　刘梅芳

副主编　薛　雁　李　晓　杨艳丽

编　者（以姓氏笔画为序）

石俊强（济宁医学院）　　司子林（济宁医学院）
朱敏佳（四川大学）　　刘文彦（济宁医学院）
刘亚南（济宁医学院）　　刘梅芳（济宁医学院）
许士齐（济宁医学院）　　杜　晶（济宁医学院）
杨艳丽（济宁医学院）　　李　丽（济宁医学院）
李　晓（济宁医学院）　　余　燕（济宁医学院）
贾昊鑫（济宁医学院）　　康诵垚（青岛农业大学）
葛　顺（济宁医学院）　　薛　雁（青岛大学）

中国健康传媒集团
中国医药科技出版社

内容提要

这是一本思维导图形式的生理学辅导用书，根据国内外权威生理学教材编写而成。内容涵盖12个章节：绪论、细胞的基本功能、血液、循环系统、呼吸系统、消化系统、能量代谢与体温调节、泌尿系统、感觉器官、神经系统、内分泌系统以及生殖系统。本书内容充实有序，结构紧凑，配图清晰，能够帮助读者对生理学内容进行整理和总结，既可以用于初学者快速掌握知识框架，又可以用于复习和备考，让学习者在短时间之内掌握知识的全貌。

本书适合医药院校本科、高职各层次和专业学习生理学课程的学生，以及参加生理学相关考试的备考人员使用。本书还可作为一本思维导图的实战书，帮助学生学习思维导图的基本原理和方法。

图书在版编目（CIP）数据

生理学思维导图 / 刘梅芳主编 . —北京：中国医药科技出版社，2020.5

ISBN 978-7-5214-1724-1

Ⅰ . ①生…　Ⅱ . ①刘…　Ⅲ . ①人体生理学 – 医学院校 – 教学参考资料　Ⅳ . ① R33

中国版本图书馆 CIP 数据核字 (2020) 第 060499 号

美术编辑　陈君杞

版式设计　友全图文

出版　**中国健康传媒集团** | 中国医药科技出版社

地址　北京市海淀区文慧园北路甲 22 号

邮编　100082

电话　发行：010-62227427　邮购：010-62236938

网址　www.cmstp.com

规格　787 × 1092 mm 1/8

印张　5 3/4

字数　62 千字

版次　2020 年 5 月第 1 版

印次　2021 年 10 月第 2 次印刷

印刷　三河市万龙印装有限公司

经销　全国各地新华书店

书号　ISBN 978-7-5214-1724-1

定价　40.00 元

获取新书信息、投稿、为图书纠错，请扫码联系我们。

序

XU

人体生理学是研究人体功能活动及其规律的科学。它既要研究构成人体各个系统器官和细胞的正常活动过程和产生机制，又要研究整体水平上各部分功能活动的相互关系，阐明人体在复杂多变的环境中如何维持正常的生命活动。基于生理学的学科特点，在生理学教学中，帮助学习者将众多基本理论和基础知识梳理归纳，建立相互间的联系，构建专业知识体系是教学工作的重要任务之一。

在过去三年中，刘梅芳老师和她的团队投入大量的精力，将思维导图学习法运用在生理学教学实践中。他们从最初使用思维导图协助教师备课、设计教案、总结学习要点，到后来指导、训练学生通过绘制思维导图整理总结所学知识，建立知识框架，并以此拓宽学生的思路，加深学生对生理学学科的认识。教学效果评估及学生反馈显示，该学习法在帮助学生建立系统化的知识网络、提高学习效率、培养发散性思维方面起到了良好的作用。

《生理学思维导图》一书就是在这样的背景下筹划并完成的。该书是投身教学实践的教师们的宝贵经验总结和教学研究的成果。它涵盖了生理学 12 个章节的知识内容。所涉及的知识结构和逻辑关系、总体知识框架和知识细节均被清晰地呈现在每一幅思维导图中，实现了整体与局部，图片与文字的有机结合。作者用思维导图对各章节内容所做的整理和总结，可使学习者在短时间内把握各知识要点及相互联系，理解知识全貌。《生理学思维导图》作为生理学教学的辅助教材和思维导图的工具书，定会让读者从中获得裨益。

周平

四川大学华西基础医学与法医学院

2019 年 11 月

前言
QIANYAN

生理学是医药专业学生的重要基础课程，具有逻辑性强和记忆量大的特点。在多年的教学工作中，我们发现很多学生对生理学知识的掌握不够系统和深入，存在“只见树木，不见森林”的现象。思维导图是 1971 年英国教育家托尼·博赞创立的高效学习法，符合构建主义认知和学习理论，可以提高学习效率和训练思维，实现思维的可视化。思维导图对中国教育教学已经产生广泛影响，但是在生理学乃至整个医学教育中的实际应用还比较少。在过去的几年里，我尝试将图形思维与发散思维相结合，将思维导图的基本原理传授给学生，并利用思维导图对课堂内容进行小结，受到学生的一致好评。在学校和学院的支持下，连续多年开设“思维导图”开放实验课，并举办“思维导图”比赛，使思维导图变成学生喜爱的一种笔记形式。

从实际运用的效果和学生反馈得到的信息看，思维导图可以帮助学生建立系统化的知识网络、提高学习效果的作用是毋庸置疑的，但是绘图本身是一件比较耗费时间的工作。学生自行绘图进行学习的效率较低，而且绘图的质量受到其知识水平的限制，而这种低效率的学习状态会导致学习兴趣下降和自信心受损。所以，我萌生了绘制生理学思维导图的想法。绘制一套人人都可以看得懂的生理学思维导图，这不仅可以解决思维导图使用的瓶颈，提高学生的学习效率，而且能够帮助学生掌握高效的学习方法，增强学习能力，最终让学生在学习过程中充满喜悦。古人云：“授之以鱼，不如授之以渔”，而这本《生理学思维导图》想要达到的是“授鱼”兼“授渔”，最终“乐渔”的效果。

本书根据国内外权威生理学教材编写，内容涵盖生理学 12 个章节，共 38 张思维导图。对于内容较少的章节，如绪论，我们将整章内容绘制在一张思维导图上，实现章节内容的“全景”可视化。对于内容比较多的章节，我们先绘制一个整章的概述图，然后将关联性强的内容联系绘制在一张思维导图上。本书内的思维导图脉络清晰，既涵盖知识内容，又体现思维过程；既包含知识框架，也包含知识的细节；实现整体与局部，图片与文字的有机结合。不仅能够帮助学生看到知识的结构和逻辑关系，促进学生掌握知识的系统化，降低记忆负担，而且能够激发学生的想象力和学习热情。本书不仅可以作为初学者的辅助教材和备考复习资料，还可以作为学习思维导图的工具书。

《生理学思维导图》从筹划到完成历时三年，终于能够和大家见面了。这本书由教学经验丰富的教师以及在思维导图比赛中脱颖而出的优秀学生共同完成。从最初的手绘稿，到最终的软件绘制稿，克服了很多困难，并不断更新和完善。在此感谢王慧云老师对本书的指导和支持，感谢参编的各位老师和同学们的辛勤付出，特别感谢周华老师、刘文彦老师和杜晶老师对此书的帮助和支持。

最后需要提及的是，本书还存在一些不足之处，恳请生理学界前辈及各位同仁给予指正，以利于今后进一步修订和完善。祝所有使用此书的朋友们，能够心情愉悦，在学习中体会到“忽如一夜春风来，千树万树梨花开”的妙处，成为“爱学习，会学习，乐学习，学习好”的学习达人！

刘梅芳

2019 年 9 月

目录
MULU

第一章 绪 论

生理学

- 定义
  - 一门科学
    - 生物学的分支
    - 研究：生命活动规律
    - 对象：正常机体
- 特点
  - 实验性：生理学知识来源于实验
- 研究
  - 对象：活体
    - 动物
    - 组织器官
    - 组织细胞
  - 内容：功能活动
    - 基本过程：如 心脏的泵血过程
    - 机制：如 骨骼肌的收缩机制
    - 调节：如 血压的调节
  - 方法
    - 实验室观察
      - 对象：人体、动物
      - 研究的三个水平：整体、器官系统、细胞与分子
    - 调查研究

生理学发展史

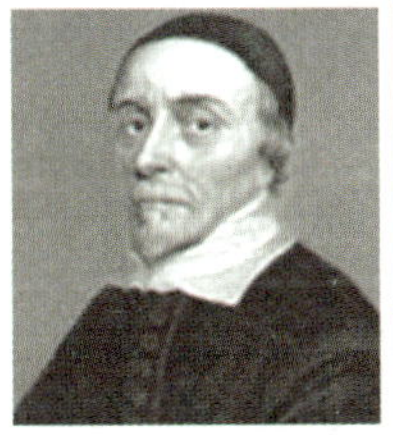
William Harvey
（1578–1657）

- 起源：17世纪
  - 《心血运动论》
    - 1628年
    - 哈维
    - 第一部关于生理学实验的著作
    - 标志生理学成为一门独立学科
- 发展：里程碑
  - 生物电：1791年 Portrait de Luigi Galvani 意大利
  - 内环境：1878年 Claude Bernard 法国
  - 稳态：1939年 Water Cannon 美国
  - 高级神经学说：20世纪初 巴甫洛夫 俄国
- 传入我国：20世纪初
  - 我国生理学奠基人
    - 林可胜
      - 1926年 创办中国生理学会
      - 发现“肠抑胃素”
    - 张锡钧
      - 发现脑内存在乙酰胆碱
      - 建立乙酰胆碱生物测定法
    - 蔡翘
      - 蔡氏核区
      - 发现视觉与眼球运动中枢
    - 冯德培
      - 开辟神经–肌肉接头研究领域

生理学与医学

- 生理学不属于医学
  - 医学是疾病的科学
  - 生理学是生命的科学
- 生理学是医学基础学科
  - 骨干学科
    - 承前：人体解剖学、组织学
    - 启后：药理学、病理生理学、病理学 等

学习生理学

- 应该具有的观点
  - 进化与发展
  - 结构与功能相适应
  - 整体与局部统一
  - 理论与实际结合
- 方法
  - 注重理解
  - 多思考
  - 勤复习

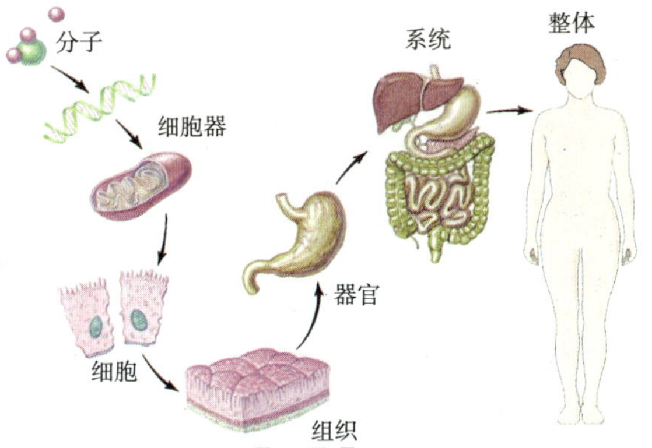

内环境及其稳态

- 内环境
  - 理解
    - 内：机体内
    - 环境：细胞、直接生存
  - 本质：细胞外液
- 稳定
  - 相对稳定的状态：内环境 — 各种成分、理化性质
  - 特点：动态平衡 — 小范围内波动
  - 意义
    - 必要条件：维持细胞正常功能
    - 表现
      - 机体处于正常状态：内环境维持稳态
      - 若机体功能障碍：内环境失稳
  - 拓展：生命活动相对稳定的状态

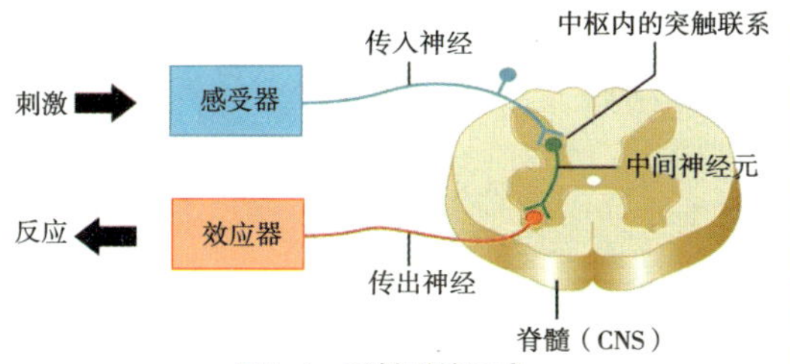

图1–1 反射弧的组成

调节方式

- 神经调节
  - 主导
  - 基本调节方式：反射
    - 结构基础：反射弧
    - 规律性应答：在神经系统的参与下，机体对刺激，内外环境变化
  - 调节特点：快速、准确、短暂
- 体液调节
  - 重要
  - 基本调节方式：激素调节
    - 激素分泌：刺激引起
    - 激素运输：经体液
    - 激素作用于靶细胞：与受体结合，产生效应
  - 调节特点：缓慢、弥散、持久
- 自身调节
  - 适应性反应：组织细胞自身 — 不依赖 神经、体液
  - 调节特点
    - 对于器官自身很重要：如 肾血流量的自身调节 — 血压在80~180mmHg范围内，肾血流量保持不变
    - 调节能力有一定限度

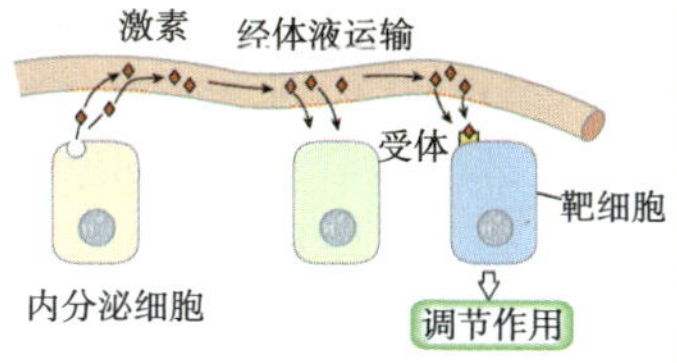

图1–2 体液调节

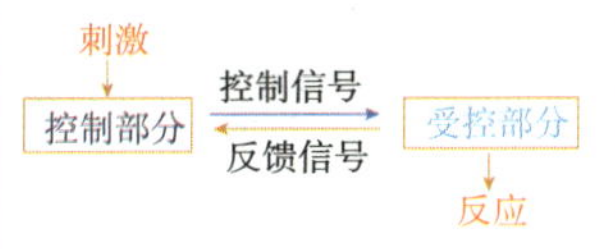

图1–3 反馈控制系统

机体的控制系统

- 反馈
  - 受控部分影响控制部分
  - 分类
    - 负反馈
      - 反馈信息使控制信息减弱
      - 意义：维持稳态
      - 调定点
        - 机体的正常值 — 临界值 — 大于或小于临界点开始工作
        - 不是固定的 — 可以重调定 — 如 发烧 — 调定点上调
    - 正反馈
      - 反馈信息使控制信息加强
      - 意义：使生理活动加速完成 — 分娩、排尿
- 前馈
  - 纠正信息先于反馈信息到达控制部分
    - 使控制信息及时被纠正
    - 防止发生大的偏差
  - 意义：使调节更快速、有预见性、适应性更强 — 如 条件反射

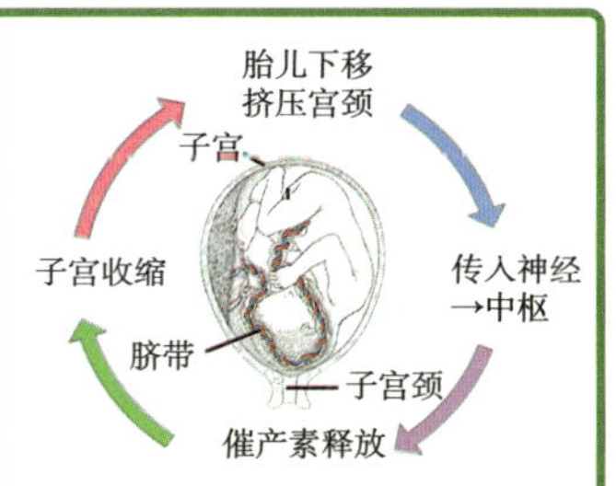

图1–4 分娩–正反馈过程

第二章　细胞的基本功能

一、细胞基本功能概述

- 细胞
  - 定义
    - 基本单位
      - 机体
      - 结构
      - 功能
  - 特有功能
    - 例如
      - 肌细胞收缩
      - 红细胞携带O_2
  - 基本功能
    - 所有细胞共有
      - 细胞膜的物质转运
      - 信号转导
      - 生物电
- 细胞膜
  - 特殊屏障
    - 区分
      - 细胞内
      - 细胞外
    - 半透膜
      - 允许某些物质通过
        - 具有物质转运功能
  - 结构
    - 液态镶嵌模型
      - 磷脂双层
        - 液态
        - 脂质
        - 双分子层
      - 镶嵌多种功能蛋白
- 物质转运
  - 被动转运
    - 特点
      - 顺
        - 浓度梯度
        - 电位梯度
      - 不消耗细胞额外的能量
  - 主动转运
    - 特点
      - 逆
        - 浓度梯度
        - 电位梯度
      - 消耗细胞ATP
  - 膜泡运输
    - 特点
      - 借助细胞膜形成囊泡
        - 出胞
        - 入胞
- 生物电活动
  - 普遍存在于生物体
    - 例证
      - 心电图
      - 脑电图
      - 肌肉电活动
  - 发现
    - 1939年
    - Hodgkin和Huxley
      - 枪乌贼巨大神经轴突
        - 1mm直径
      - 细胞内记录法
      - 记录到膜电位
  - 膜电位分类
    - 静息电位
    - 局部电位
    - 动作电位
- 肌细胞收缩
  - 运动神经纤维
    - 动作电位传导
  - 神经-肌肉接头
    - 信息传递
      - 电-化学-电
  - 三联管
    - 兴奋-收缩耦联
      - 钙离子
  - 肌小节
    - 肌丝滑行
- 细胞的信号转导
  - 本质
    - 功能调节
      - 细胞和分子水平
  - 基本要素
    - 受体
      - 功能蛋白
        - 接收和转导信息
    - 配体
      - 信息物质
        - 激素
        - 神经递质
        - 神经调质
        - 细胞因子
  - 重要的信号转导通路
    - G蛋白耦联受体介导的信号转导
    - 离子通道型受体介导的信号转导
    - 酶联型受体介导的信号转导
    - 招募型受体介导的信号转导
    - 核受体介导的信号转导

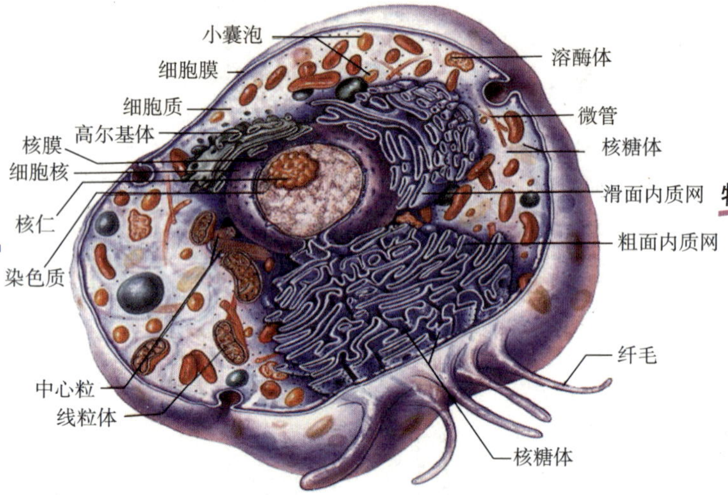

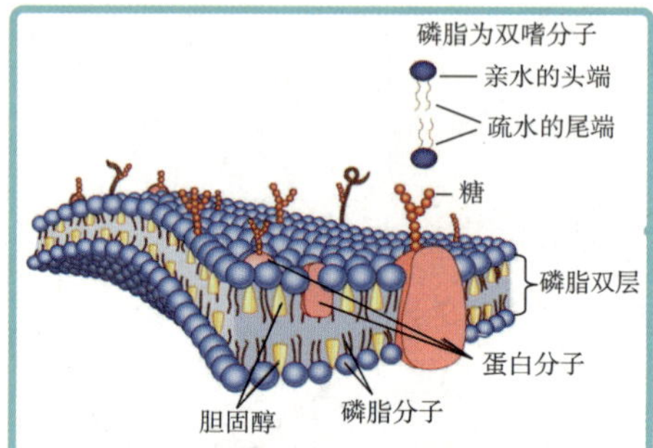

图2-1　细胞膜的结构——液态镶嵌模型

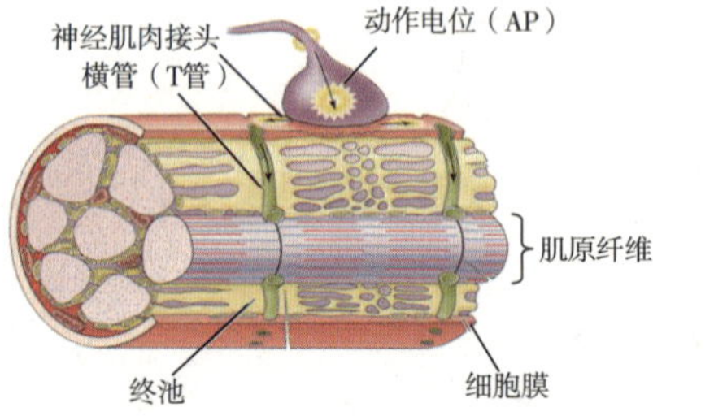

图2-2　骨骼肌细胞的超微结构

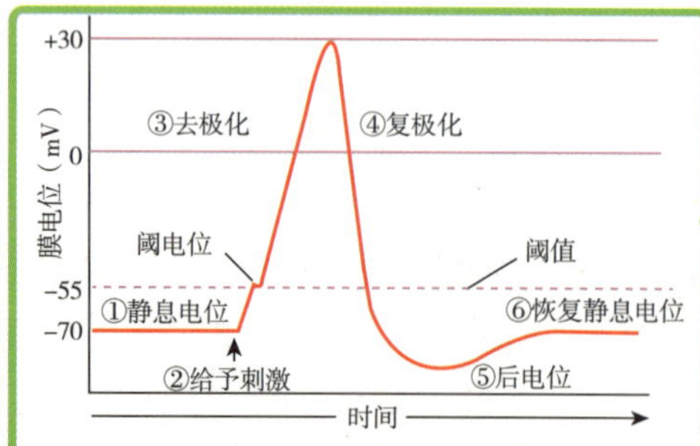

图2-3　神经纤维跨膜电位

二、细胞膜的物质转运功能

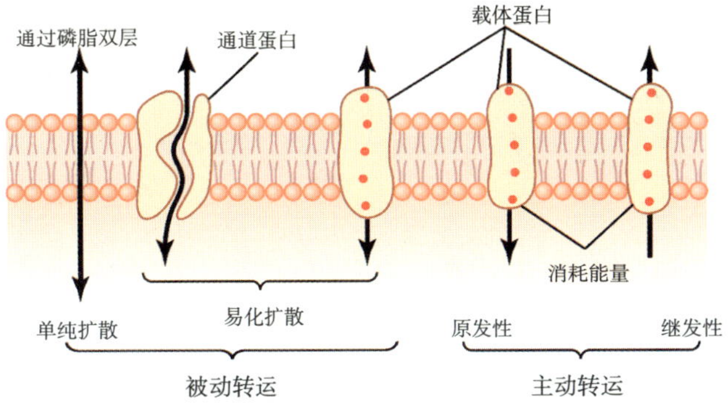

细胞膜物质转运的基本方式

被动转运

- 特点
  - 顺梯度：浓度；电位
  - 不消耗细胞额外的能量
- 分类
  - 单纯扩散
    - 通过脂质分子间隙
    - 分子特点：脂溶性；小分子；不带电
    - 如 CO_2、O_2、H_2O
  - 易化扩散
    - 由膜蛋白协助
    - 分子特点：水溶性；小分子
    - 分类
      - 经载体
        - 特点：特异性；饱和性；竞争性抑制

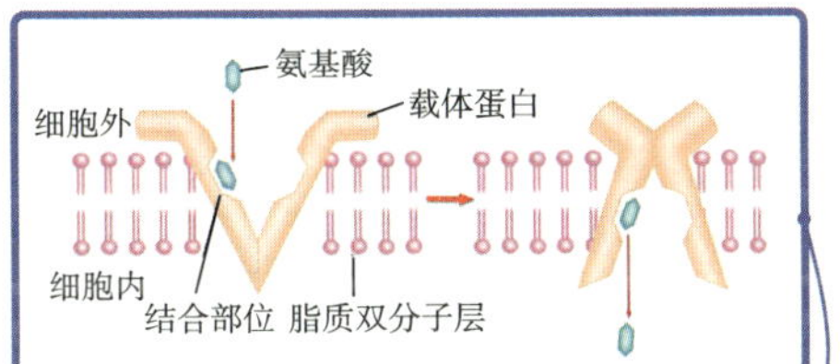

图2-4　经载体的易化扩散

      - 经通道
        - 特点：门控性；转运速度快；离子选择性
        - 分类
          - 门控性：电压（如 快钠通道）；化学；机械
          - 非门控性：一直保持开放

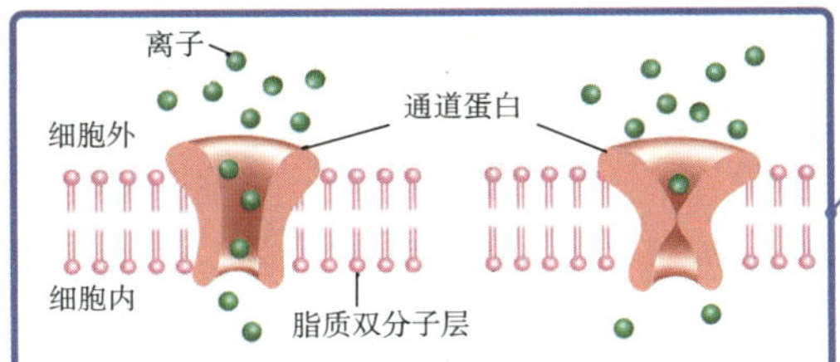

图2-5　经通道的易化扩散

主动转运

- 分类
  - 原发性主动转运
    - 特点
      - 逆梯度：浓度；电位
      - 消耗细胞ATP
    - 具有ATP酶的功能
    - 直接消耗ATP
    - 如 钠-钾泵
      - 活动
        - 过程：每分解1分子ATP；将3个钠离子泵出细胞外；将2个钾离子泵进细胞内
        - 意义
          - 实现离子不均衡分布：细胞内高钾；细胞外高钠
          - 产生生物电的重要条件
          - 具有生电性
          - 维持细胞正常容积和渗透压

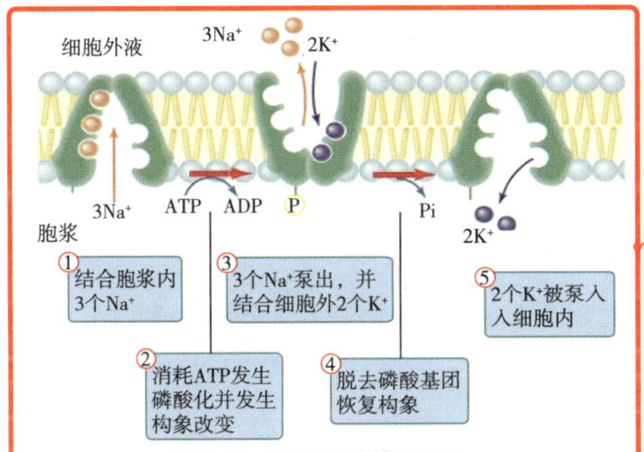

图2-7　钠-钾泵的转运机制

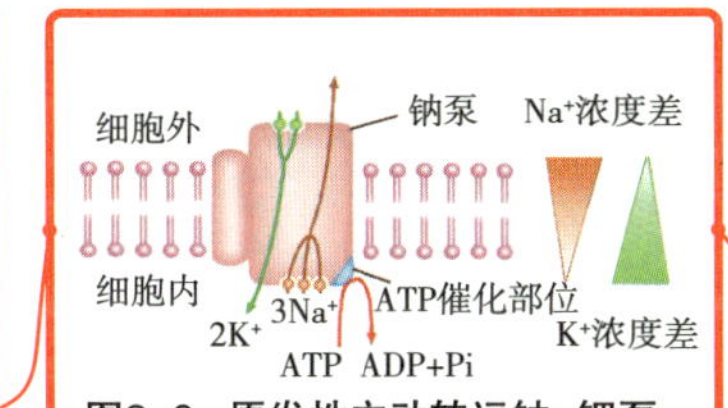

图2-6　原发性主动转运钠-钾泵

  - 继发性主动转运
    - 特点
      - 借助钠离子浓度势能
      - 间接消耗ATP
      - 如 肾小管上皮葡萄糖的转运

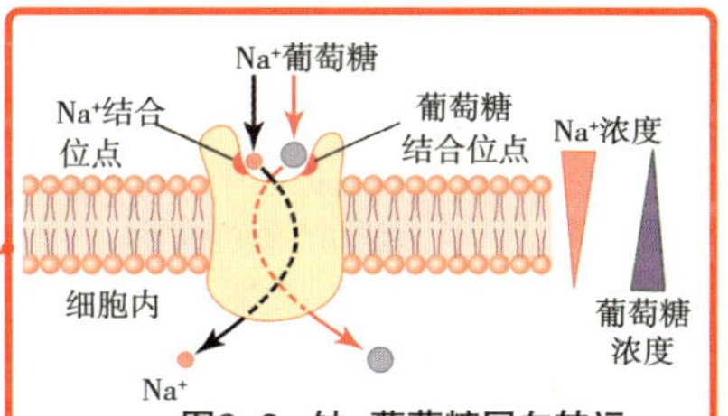

图2-8　钠-葡萄糖同向转运

    - 分类
      - 同向转运：方向一致——物质转运的方向；与钠离子顺浓度梯度转运的方向
      - 逆向转运
        - 方向相反
        - 又称交换：如 钠-氢交换体；钠-钙交换体

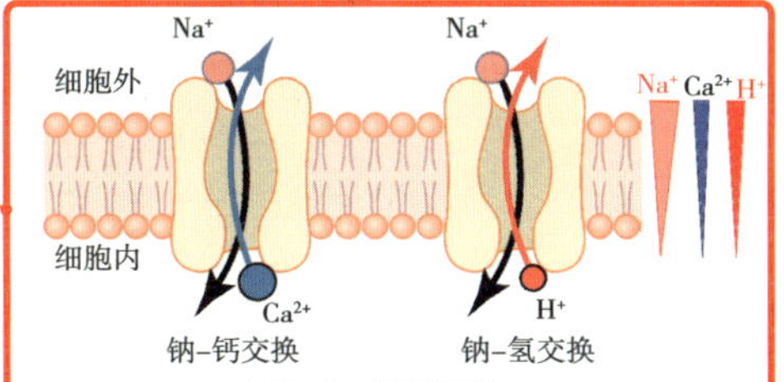

图2-9　逆向转运

膜泡运输

- 转运对象：大分子；团块（固态；液态）
- 转运过程：借助细胞膜形成囊泡——膜包裹；膜融合；膜断离
- 分类
  - 入胞
    - 吞饮：摄入液体或大分子
      - 液相入胞：细胞外液+所含溶质
      - 受体介导入胞：细胞膜上特异受体介导；有被小凹
    - 吞噬：摄入颗粒状固体
      - 发生在巨噬细胞和中性粒细胞
      - 吞噬囊泡与溶酶体结合：消化后释放入胞浆
  - 出胞
    - 分泌囊泡
      - 内质网合成
      - 高尔基复合体加工并包装成分泌囊泡：神经递质；酶；激素

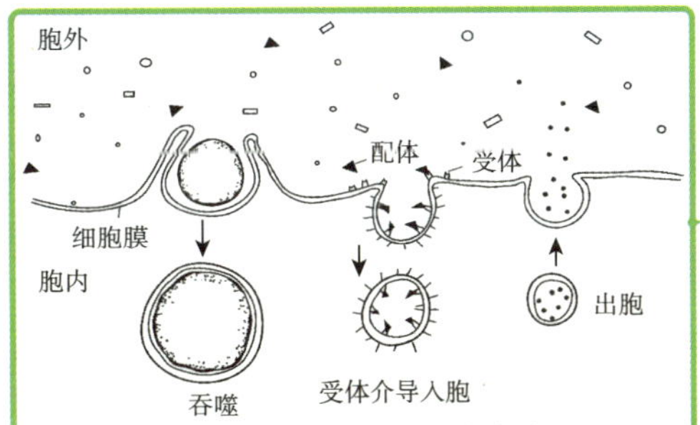

图2-10　物质的入胞和出胞过程

三、生物电

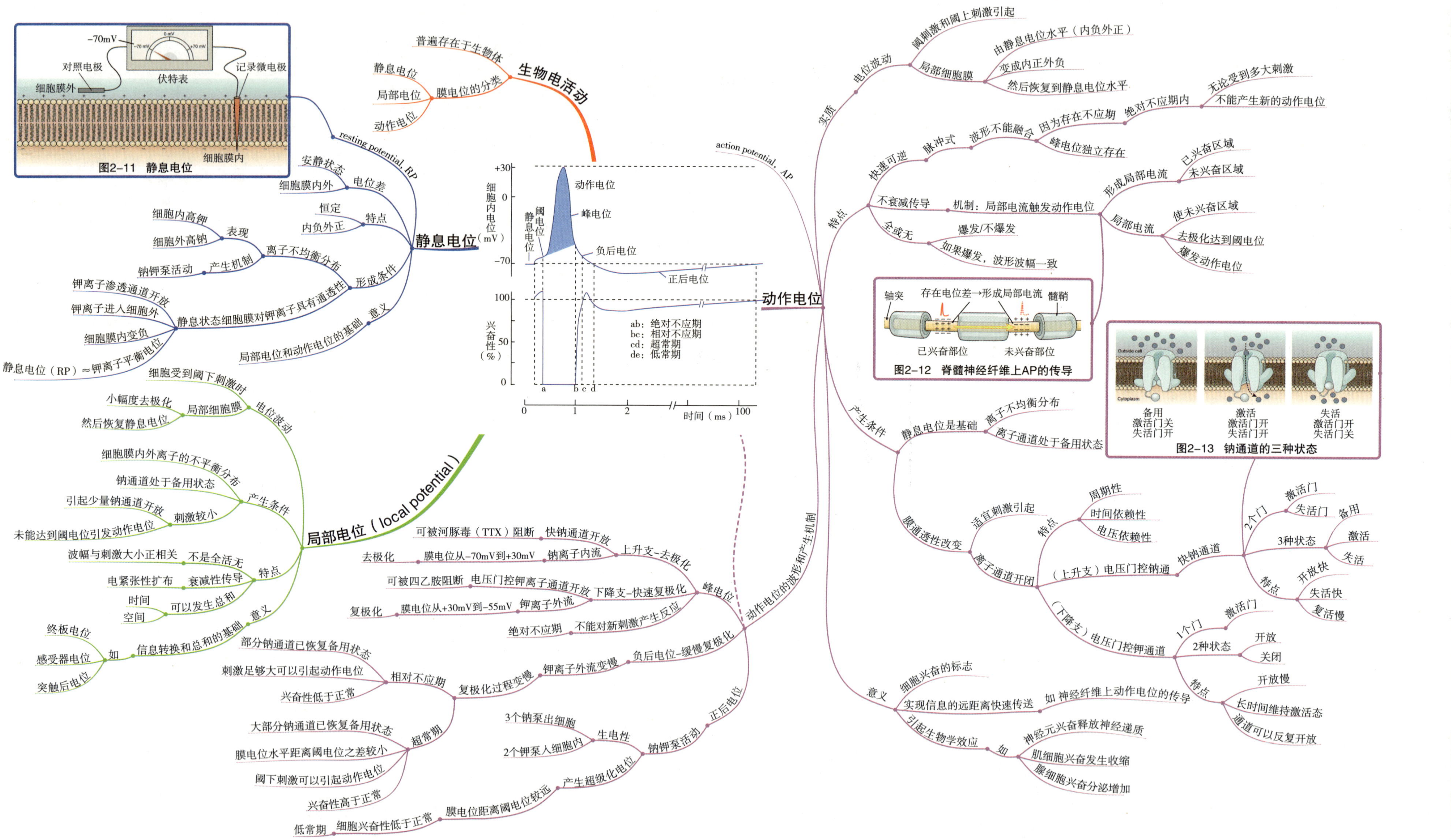
生物电活动
普遍存在于生物体
膜电位的分类
静息电位
局部电位
动作电位
-70mV
0 mV
-70 mV
+70 mV
对照电极
伏特表
记录微电极
细胞膜外
细胞膜内
图2-11 静息电位
静息电位
resting potential, RP
电位差
安静状态
细胞膜内外
特点
恒定
内负外正
形成条件
离子不均衡分布
表现
细胞内高钾
细胞外高钠
产生机制
钠钾泵活动
静息状态细胞膜对钾离子具有通透性
钾离子渗透通道开放
钾离子进入细胞外
细胞膜内变负
静息电位（RP）≈钾离子平衡电位
意义
局部电位和动作电位的基础
局部电位（local potential）
电位波动
细胞受到阈下刺激时
局部细胞膜
小幅度去极化
然后恢复静息电位
产生条件
细胞膜内外离子的不平衡分布
钠通道处于备用状态
刺激较小
引起少量钠通道开放
未能达到阈电位引发动作电位
特点
不是全活无
波幅与刺激大小正相关
衰减性传导
电紧张性扩布
可以发生总和
时间
空间
意义
信息转换和总和的基础
如
终板电位
感受器电位
突触后电位
细胞内电位（mV）
+30
0
-70
动作电位
峰电位
阈电位
静息电位
负后电位
正后电位
兴奋性（%）
100
50
0
a b c d
ab：绝对不应期
bc：相对不应期
cd：超常期
de：低常期
时间（ms）
0 1 2 100
动作电位
action potential, AP
动作电位的波形和产生机制
峰电位
上升支-去极化
快钠通道开放
可被河豚毒（TTX）阻断
钠离子内流
去极化
膜电位从-70mV到+30mV
下降支-快速复极化
电压门控钾离子通道开放
可被四乙胺阻断
钾离子外流
复极化
膜电位从+30mV到-55mV
绝对不应期
不能对新刺激产生反应
负后电位-缓慢复极化
钾离子外流变慢
复极化过程变慢
相对不应期
部分钠通道已恢复备用状态
刺激足够大可以引起动作电位
兴奋性低于正常
超常期
大部分钠通道已恢复备用状态
膜电位水平距离阈电位之差较小
阈下刺激可以引起动作电位
兴奋性高于正常
正后电位
钠钾泵活动
生电性
3个钠泵出细胞
2个钾泵入细胞内
产生超级化电位
膜电位距离阈电位较远
细胞兴奋性低于正常
低常期
实质
电位波动
阈刺激和阈上刺激引起
局部细胞膜
由静息电位水平（内负外正）
变成内正外负
然后恢复到静息电位水平
特点
快速可逆
脉冲式
波形不能融合
因为存在不应期
绝对不应期内
无论受到多大刺激
不能产生新的动作电位
峰电位独立存在
不衰减传导
机制：局部电流触发动作电位
形成局部电流
已兴奋区域
未兴奋区域
局部电流
使未兴奋区域
去极化达到阈电位
爆发动作电位
全或无
爆发/不爆发
如果爆发，波形波幅一致
轴突
存在电位差→形成局部电流
髓鞘
已兴奋部位
未兴奋部位
图2-12 脊髓神经纤维上AP的传导
Outside cell
Cytoplasm
备用
激活门关
失活门开
激活
激活门开
失活门开
失活
激活门开
失活门关
图2-13 钠通道的三种状态
产生条件
静息电位是基础
离子不均衡分布
离子通道处于备用状态
膜通透性改变
适宜刺激引起
离子通道开闭
特点
周期性
时间依赖性
电压依赖性
（上升支）电压门控钠通道
快钠通道
2个门
激活门
失活门
3种状态
备用
激活
失活
特点
开放快
失活快
复活慢
（下降支）电压门控钾通道
1个门
激活门
2种状态
开放
关闭
特点
开放慢
长时间维持激活态
通道可以反复开放
意义
细胞兴奋的标志
实现信息的远距离快速传送
如 神经纤维上动作电位的传导
引起生物学效应
如
神经元兴奋释放神经递质
肌细胞兴奋发生收缩
腺细胞兴奋分泌增加

四、肌细胞的收缩机制

- 神经-肌肉接头兴奋传递
  - 神经-肌肉接头结构
    - 接头前膜
      - 乙酰胆碱递质囊泡
    - 接头间隙
      - 50nm
      - 充满组织间液
    - 接头后膜
      - 终板
        - N_2型胆碱能受体
        - 胆碱酯酶
  - 过程
    - 电-化学-电
      - 电→化学
        - AP到达运动神经末梢
        - 细胞膜去极化引起钙通道开放
        - 钙离子浓度升高触发囊泡释放
      - 化学—跨细胞
        - 乙酰胆碱释放入接头间隙
        - 弥散到达终板膜
      - 化学→电
        - 乙酰胆碱与其受体结合
        - 产生终板电位
          - 传导至邻近肌细胞膜
          - 肌细胞膜爆发AP

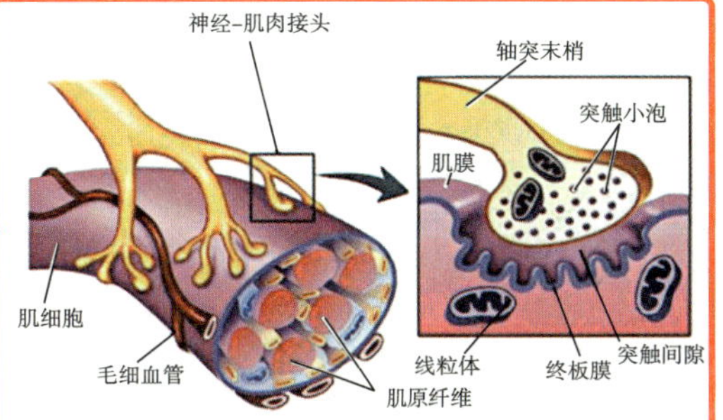

图2-14　神经-肌肉接头的超微结构

- 三联管 兴奋-收缩耦联
  - 结构基础
    - 三联管系统
      - T管
        - 组成
          - T管+两侧终池
        - 横管
          - 与肌原纤维垂直
        - 肌细胞膜内陷形成
      - 肌质网
        - L管
          - 纵管
            - 与肌原纤维平行
            - 包绕在肌原纤维周围
        - 终池
          - 靠近横管的肌质网
            - 膨大
            - 贮存大量钙离子
  - 过程
    - AP从肌膜传至T管深部
    - T管 L型钙通道构象改变
    - 终池的钙通道开放
      - Ryanodine受体
    - 肌质网释放大量钙离子
      - 兴奋-收缩耦联的关键离子
    - 钙离子激活钙泵
      - 肌质网回收钙离子
        - 胞浆钙离子浓度降低至静息水平

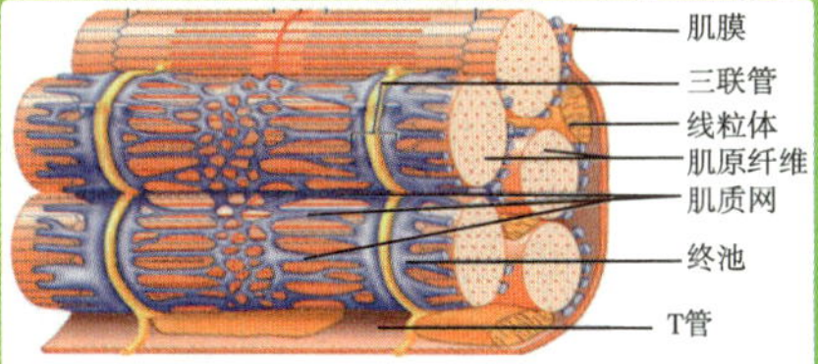

图2-15　骨骼肌的肌管系统

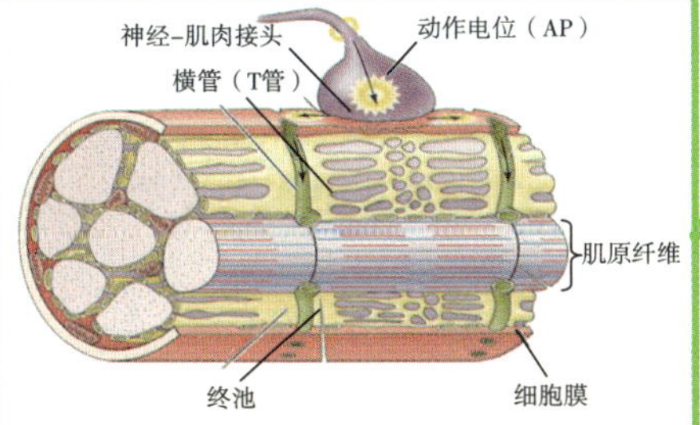

图2-16　骨骼肌细胞的超微结构

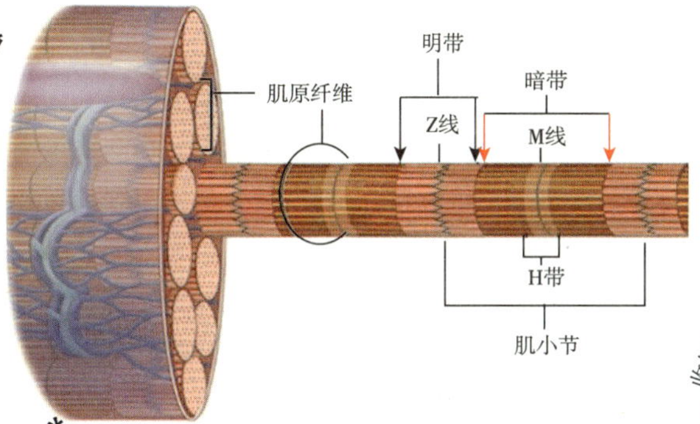

- 肌细胞收缩
  - 结构基础
    - 肌原纤维
      - 组成
        - 肌小节
          - 收缩的基本结构单元
          - 构成
            - 暗带+两侧1/2明带
            - 相邻两条Z线之间的结构
        - 粗肌丝
          - 单体—肌球蛋白
          - 固定于M线
          - 组成
            - 1对重链
            - 2对轻链
          - 结构
            - 头部
              - 2个球形
                - 构成横桥
                  - 与肌动蛋白结合
                  - 具有ATP酶活性
            - 尾部
              - 杆状
                - 构成粗肌丝主干
        - 细肌丝
          - 固定于Z线
          - 组成
            - 肌动蛋白
              - 构成主干
                - 有横桥结合位点
            - 原肌球蛋白
              - 与肌动蛋白伴行
                - 覆盖横桥结合位点
            - 肌钙蛋白
              - 3个亚基
                - T　锚定　结合原肌球蛋白
                - I　传递信息
                - C　调节　与钙离子结合
              - 定位于原肌球蛋白上
  - 过程
    - 胞浆钙离子浓度升高
    - 钙离子与肌钙蛋白结合
    - 引起原肌球蛋白构象变化
    - 暴露肌动蛋白的横桥结合位点
    - 粗肌丝与细肌丝接触
    - 横桥周期
      - 导致细肌丝向粗肌丝滑行
        - 肌小节变短
          - 暗带不变
          - 明带缩短
          - 肌细胞缩短
      - 过程
        - 横桥与肌动蛋白
          - 结合
            - 高能状态的横桥
            - 与肌动蛋白
          - 扭动
            - 横桥向M线方向
            - 摆动45°
          - 解离
            - 横桥头部结合ATP
            - 与肌动蛋白亲和力降低
          - 复位
            - ATP水解供能
            - 横桥恢复高能状态
  - 形式分类
    - 等长收缩
      - 肌肉长度不变
      - 产生一定的张力
    - 等张收缩
      - 肌肉长度可以改变
      - 张力维持不变
  - 影响因素
    - 前负荷
      - 阻力
        - 收缩前
      - 决定
        - 肌肉初长度
    - 后负荷
      - 阻力
        - 收缩后
      - 影响
        - 横桥周期——收缩速度
        - 横桥与肌动蛋白结合的数目——张力
    - 肌肉收缩能力
      - 内在特性
    - 肌收缩的总和
      - 单收缩
        - 一次刺激
        - 一次收缩和舒张
      - 收缩的总和
        - 不完全强直收缩
        - 完全强直收缩

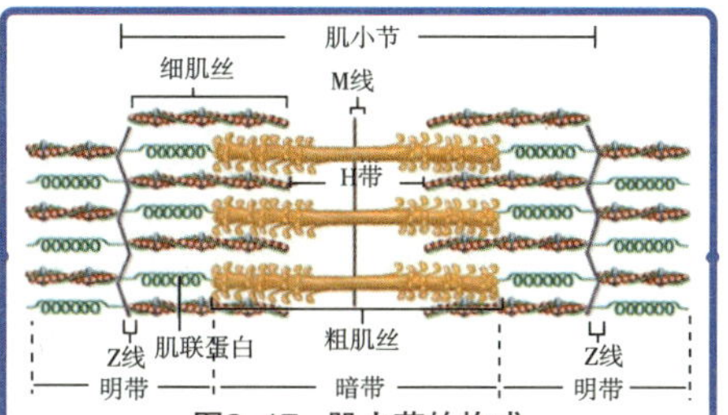

图2-17　肌小节的构成

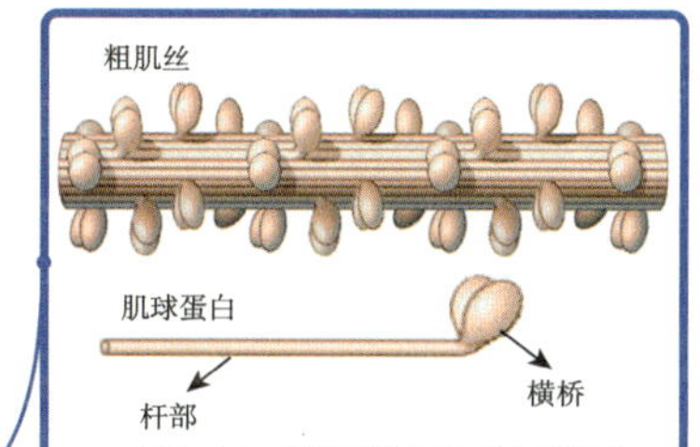

图2-18　粗肌丝的结构示意图

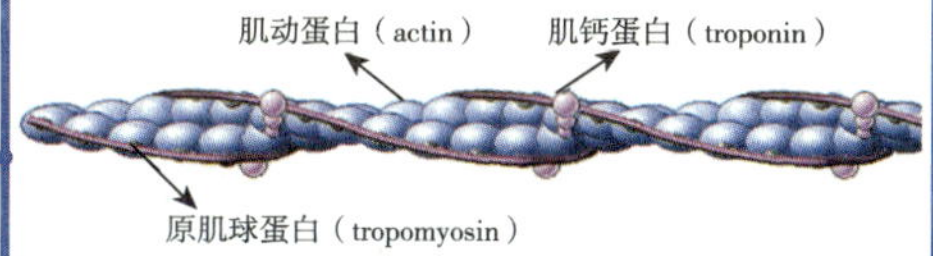

图2-19　细肌丝的构成

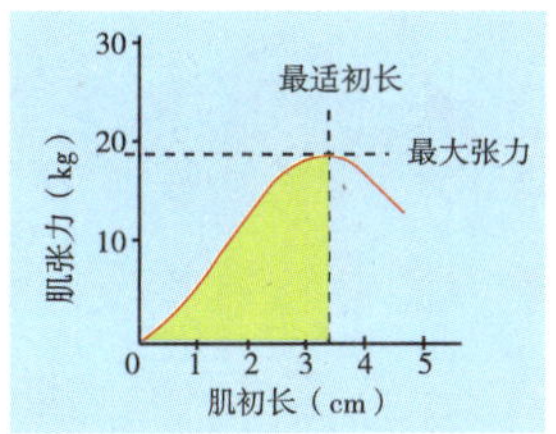

图2-21　肌初长对肌张力的影响

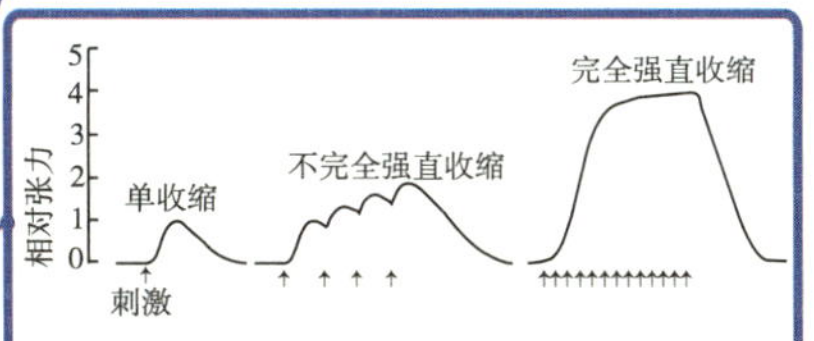

图2-22　单收缩与收缩的总和

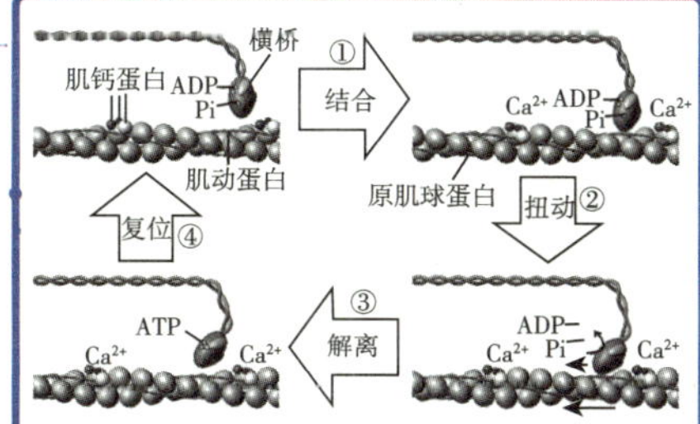

图2-20　横桥周期

五、细胞的信号转导功能

G蛋白耦联受体介导

- 跨膜信号传导过程
  - G蛋白耦联受体
    - GPCR（G protein coupled receptor）
    - 7次跨膜多肽链
    - 与G蛋白相耦联
  - G蛋白：鸟苷酸结合蛋白
    - 中介分子
      - 耦联：受体；与效应器
    - 组成
      - α：ATP酶活性；具有GTP/GDP结合位点
      - β
      - γ
    - 状态
      - 无活性：与GDP、以及β、γ亚单位结合
      - 激活：与GTP结合，脱离β和γ亚单位
  - 效应器：被活化的G蛋白激活
    - 分类
      - 效应器酶：主要的
        - 腺苷酸环化酶：ATP→cAMP
        - 磷脂酶C：PIP_2→IP_3+DG
        - 鸟苷酸环化酶：GTP→cGMP
      - 离子通道
  - 产生第二信使
    - cAMP：激活蛋白激酶A（PKA）
    - CGMP：激活蛋白激酶G（PKG）
    - DG：激活蛋白激酶C（PKC）
    - IP_3：受体为化学门控钙通道

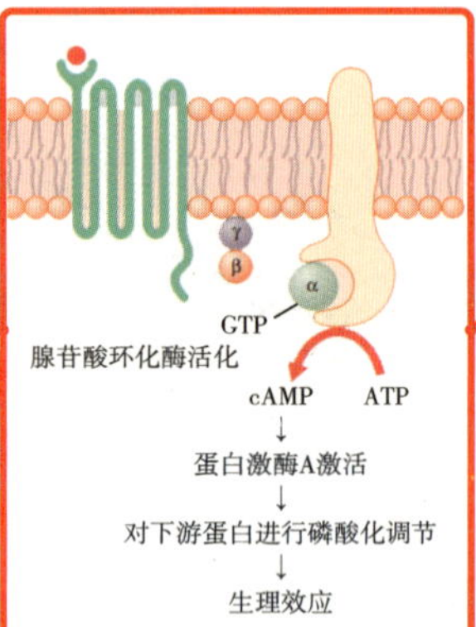

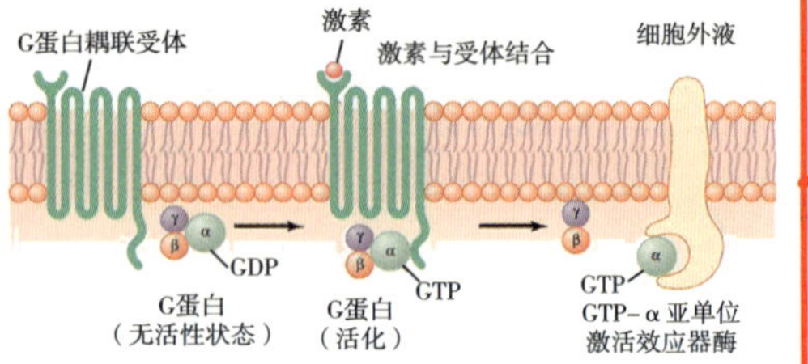

图2-23 G蛋白耦联受体介导的跨膜信号转导

离子通道型受体介导

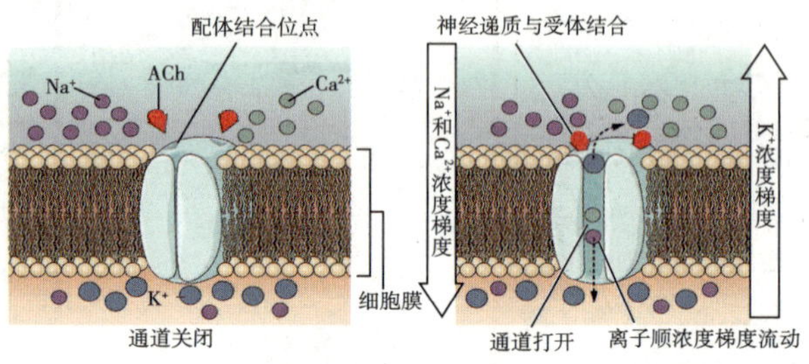

图2-25 配体门控通道

- 组成
  - 接收信息的部分：接受
    - 信息物质（该受体的特异性配体）
      - 例如：神经递质；神经调质；激素；细胞因子；药物
    - 物理信号：膜电位变化；机械刺激
  - 离子通道部分
- 分类
  - 化学门控通道：如 终板膜N_2型胆碱能受体
    - 结构：5聚体 $α_2βγδ$　α亚单位——乙酰胆碱结合部位
    - 效应：结合配体后通道开放 → 钠离子内流 → 终板膜去极化 → 产生终板电位
  - 电压门控通道：如 肌细胞膜电压门控钠通道
    - 结构：三个亚单位构成 α、$β_1$、$β_2$　α亚单位构成孔道
    - 效应：电位改变，通道开放或关闭 → 孔道中基团发生移动；通道构象发生改变
  - 机械门控通道：如 毛细胞顶部细胞膜上的机械门控通道

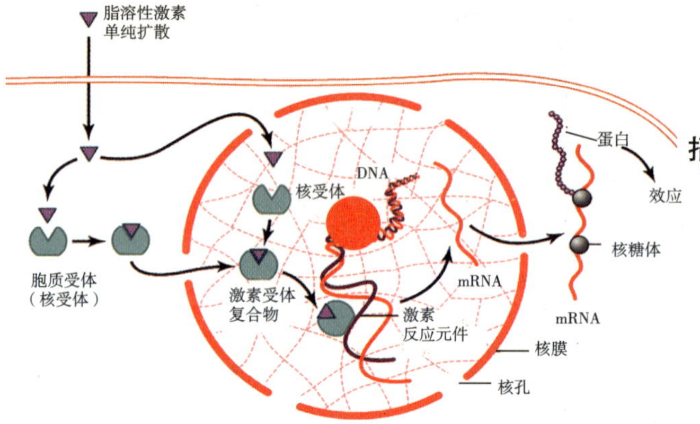

招募型受体介导

- 受体结构：单次跨膜蛋白
  - 胞外段结合配体：如 细胞因子
  - 胞内段没有酶活性：可以招募 激酶；转接蛋白
- 如
  - 整联蛋白受体
  - Toll-like receptor
  - 肿瘤坏死因子受体
  - T细胞受体
  - 细胞因子受体：JAK-STAT信号通路

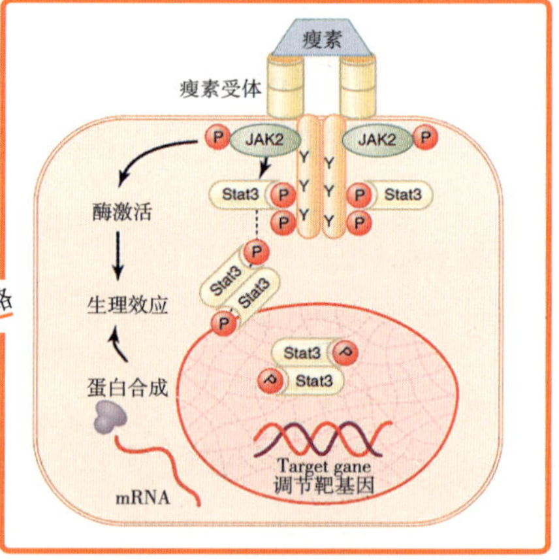

核受体介导

- 核受体
  - 实质：转录调节因子
  - 位置：胞浆内；细胞核内
  - 配体：脂溶性
    - 如：类固醇激素（如雌激素、雄激素、醛固酮）；甲状腺激素；1,25-二羟维生素D_3
  - 结构：多肽单链 → 3个结构域
    - 激素结合
    - DNA结合
    - 转录激活
  - 状态
    - 静止状态：与分子伴侣结合；DNA结合结构域被覆盖
    - 激活状态
      - 激素与受体结合
      - 与分子伴侣解离
      - 暴露核转位信号
      - 激素受体转入核内
      - 与核内靶基因上的HRE结合：HRE（hormone response element）激素反应元件
      - 靶基因表达特定蛋白产物 → 细胞功能状态发生改变

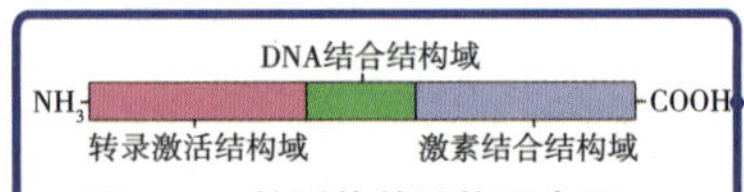

图2-24 核受体的结构示意图

酶联型受体介导

- 结构：单次跨膜蛋白 → 含有1个α螺旋
- 分类
  - 受体具有酶活性
    - 结构：胞外段结合配体；胞内段具有激酶活性 → 配体与受体结合 → 受体发生二聚化激活
    - 如
      - 酪氨酸激酶型受体：酪氨酸激酶活性 → 使酪氨酸残基磷酸化
      - 鸟苷酸环化酶受体：鸟苷酸环化酶活性 → GTP→cGMP
      - 丝氨酸/苏氨酸激酶受体：丝氨酸/苏氨酸激酶 → 使丝/苏氨酸残基磷酸化
  - 受体不具有酶活性：酪氨酸激酶结合型受体 → 胞内段可以耦联其他酪氨酸激酶
- 胰岛素的作用机制

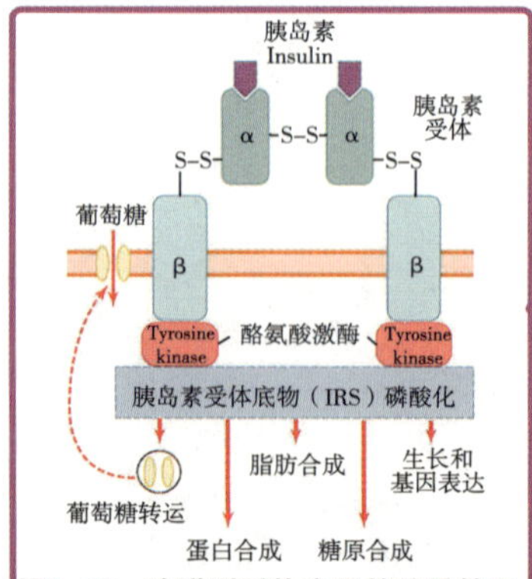

图2-23 酶联型受体介导的信号转导

酶联型受体激活→受体自身肽链和膜内蛋白底物发生磷酸化→启动细胞内多种信号转导途径→生理效应

第三章 血 液

一、血液概述

- 血液
  - 理化性质
    - 流体组织
      - 唯一
    - 红色
      - 鲜红
        - 动脉血
      - 暗红
        - 静脉血
  - 位置
    - 心血管系统内
  - 总量
    - 体重×（7%~8%）（单位L）
      - 估算
        - 体重75kg的正常人
        - 血容量大约为5.5L
  - 功能
    - 运输
      - 气体
        - CO_2、O_2、N_2
      - 营养物质
        - 葡萄糖、氨基酸、脂肪酸等
      - 代谢废物
        - 尿酸、尿素等
      - 药物和激素
    - 免疫与防御
    - 热传导
    - 参与生理性止血
    - 缓冲
      - pH
    - 其他
- 生理性止血
  - 定义
    - 过程
      - 小血管破损
      - 流血数分钟后
      - 出血自行停止
  - 意义
    - 防止失血太多
  - 3个基本阶段
    - 血管收缩
    - 血小板血栓形成
    - 红色血栓形成（血液凝固）

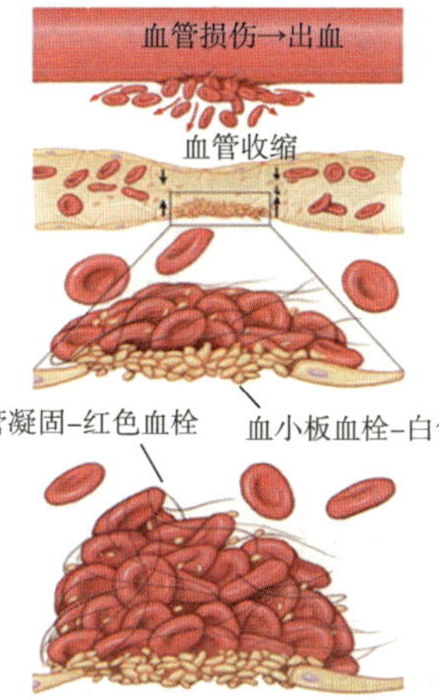

图3-1 生理性止血过程示意图

- 血液凝固
  - 定义
    - 过程
      - 血液由流体转变成凝胶
    - 实质
      - 级联酶促反应
      - 纤维蛋白原变成纤维蛋白
      - 网络红细胞
  - 过程
    - 三个阶段
      - 凝血酶原激活物的形成
      - 凝血酶的生成
      - 纤维蛋白的生成

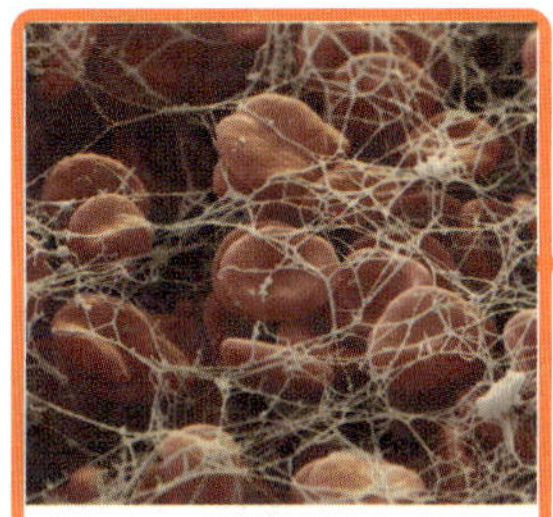
图3-2 纤维蛋白和红细胞

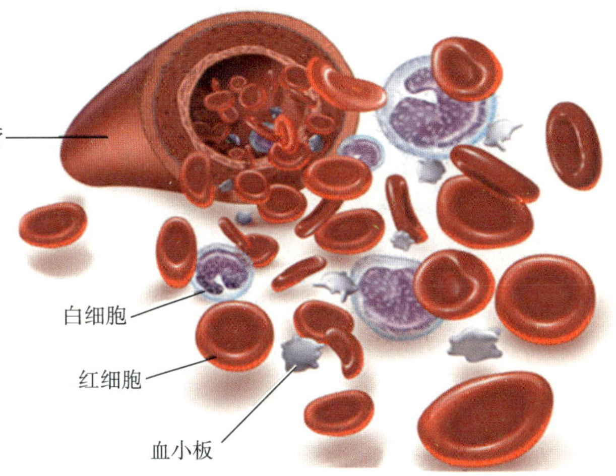

- 纤维蛋白溶解
  - 意义
    - 将已经形成的血栓溶解
    - 实现血管血流再通
  - 实质
    - 纤维蛋白被分解和液化的过程
- 血型
  - 红细胞的类型
  - 取决于红细胞膜上
  - 特异抗原的类型
    - 已经发现29种血型系统
    - 如
      - ABO血型系统
      - Rh血型系统
- 血液组成
  - 血浆
    - 溶质
      - 蛋白
        - 白蛋白
        - 球蛋白
        - 纤维蛋白原
        - 其他
      - 无机盐
      - 营养物质
      - 代谢废物
      - 其他
    - 水
  - 血细胞和血小板
    - 血细胞
      - 白细胞
      - 红细胞
    - 血小板

二、血液的组成、血型和输血原则

血液组成

- 血浆
  - 细胞外液

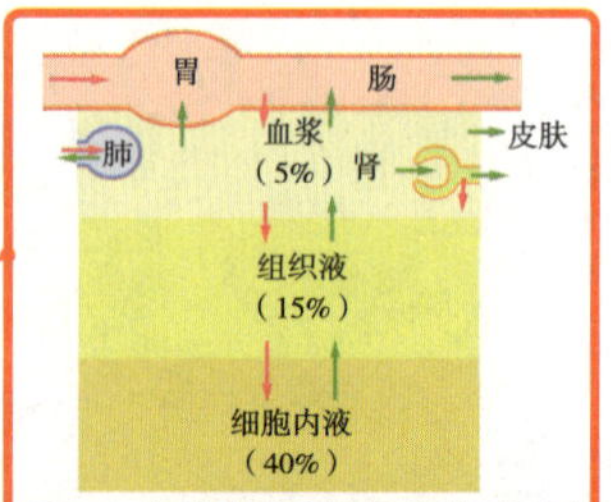

图3-4 体液的分布以及交换示意图

  - 实质
    - 水溶液
      - 溶质
        - 气体：CO_2；O_2；N_2
        - 营养物质：葡萄糖；脂肪酸；氨基酸
        - 代谢产物：如尿素、尿酸、肌酐；生物转化后的物质
        - 蛋白
          - 白蛋白：物质运输载体；构成胶体渗透压
          - 球蛋白：抗体——免疫分子
          - 纤维蛋白原：凝血因子Ⅰ
          - 其他：凝血因子；肽类激素
        - 电解质
          - 各种离子
          - 电解质：构成晶体渗透压；生物电的基础；渗透压；pH

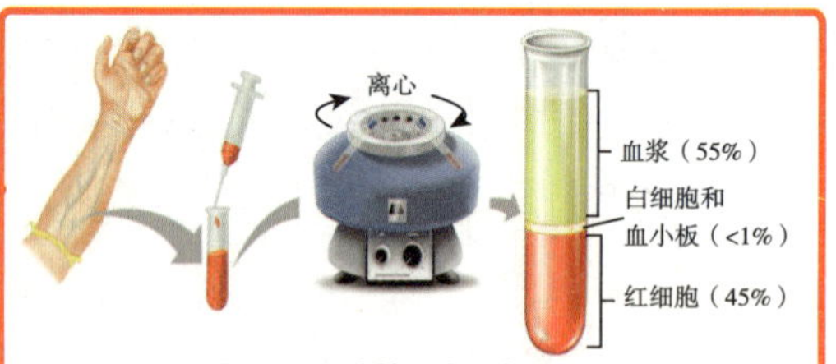

图3-3 血液的组成示意图

表3-1 血浆晶体渗透压VS血浆胶体渗透压

渗透压	血浆晶体渗透压	血浆胶体渗透压
形成物质	电解质和小分子有机物	血浆蛋白
正常值	300mOsm/kg	1.3mOsm/kg
半透膜	细胞膜	血管壁
生理功能和意义	维持细胞内外水平衡以保持血细胞的形态	维持血管内外水的平衡以保持血容量

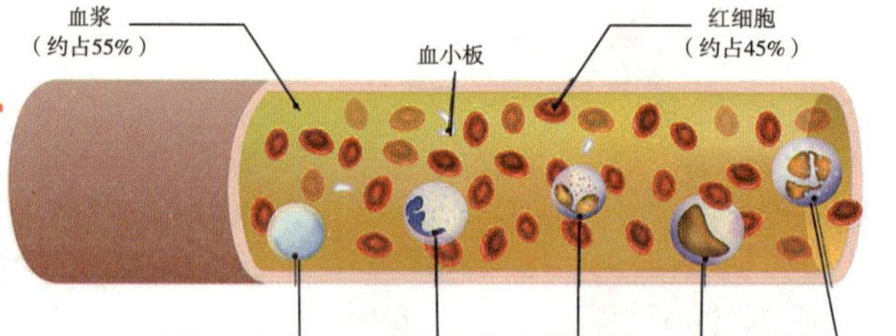

- 血细胞和血小板
  - 白细胞
    - 分类
      - 粒细胞：中性；嗜酸性；嗜碱性
      - 无粒细胞：单核；淋巴
    - 功能：免疫与防御——微生物；寄生虫；肿瘤；炎症
  - 红细胞

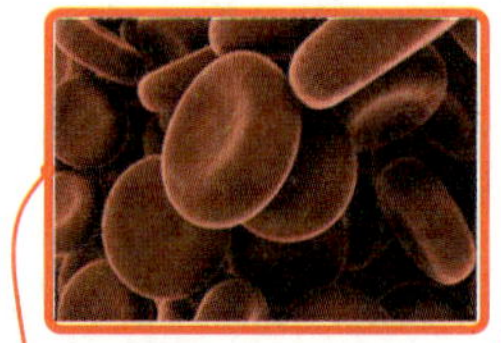

    - 形态
      - 双凹圆碟形：无细胞核；无核糖体；无线粒体；7~8 μm
      - 体表面积/容积比大：悬浮稳定性；可塑变形性；渗透脆性
    - 功能：富含血红蛋白；运输氧

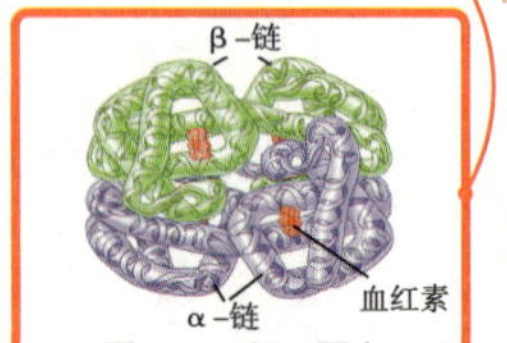

图3-5 血红蛋白

  - 血小板

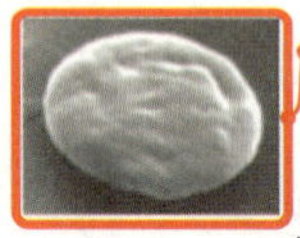

    - 形态：巨核细胞脱下的小块胞质；小——两面略鼓圆盘状，2~3 μm，含有颗粒
    - 功能
      - 维持血管内皮的完整性
      - 参与生理性止血：形成血小板血栓；吸附凝血因子促进血液凝固

血细胞的生成

- 部位：红骨髓
- 血细胞的共同祖先：多能造血干细胞
- 受造血因子的调节
  - EPO：红细胞
  - 白介素：淋巴细胞
  - 集落刺激因子

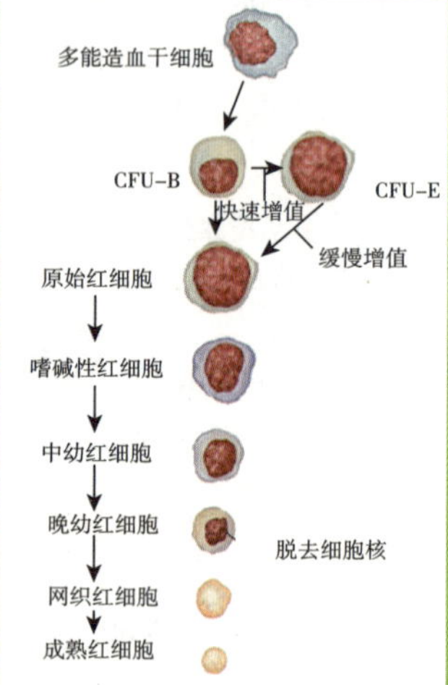

图3-6 红细胞的生成过程示意图

血型和输血

- 血型
  - 定义：红细胞的类型——取决于红细胞膜上特异抗原的类型
  - ABO血型系统
    - 红细胞膜上的抗原：A抗原；B抗原
    - 血浆中含有不与自身对抗的天然抗体

表3-2 ABO血型

血型	A	B	AB	O
抗原类型 A B	A	B	AB	O
血浆中的抗体（IgM）	抗B	抗A	无	抗A和抗B

  - Rh血型系统
    - Rh+：红细胞膜上有D抗原
    - Rh-：红细胞膜上有无D抗原；血清中没有天然抗体
      - 初次接受抗原：产生免疫性抗体（IgG）；无输血反应
      - 再次接受抗原产生输血反应

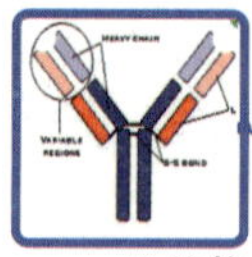

- 输血
  - 抢救失血过多的病人
  - 基本原则
    - 同型输血
      - 鉴定：血型相符——ABO；Rh
      - 方法：受试者血液与血型抗体混合
        - 红细胞凝集反应
          - 实质：抗原-抗体反应
          - 表现：红细胞凝集成簇；在抗体的桥联之下
          - 检测结果：A型，Rh+
    - 还要进行交叉配血实验
  - 交叉配血的方法
    - 供者红细胞与受者血清：主侧
    - 受者红细胞与供者血清：次侧
    - 结果
      - 两侧均不凝集，可以输血
      - 主侧凝集，不能输血
      - 主侧不凝集，次侧凝集：紧急条件下，缓慢少量输血

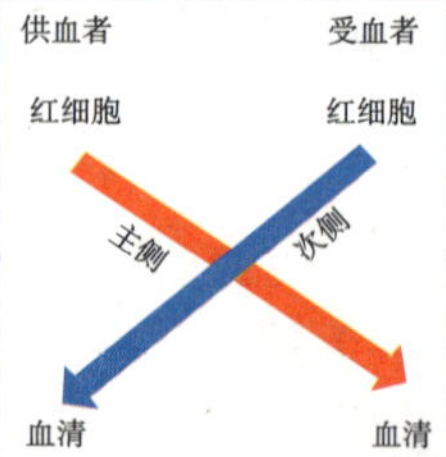

图3-7 交叉配血实验示意图

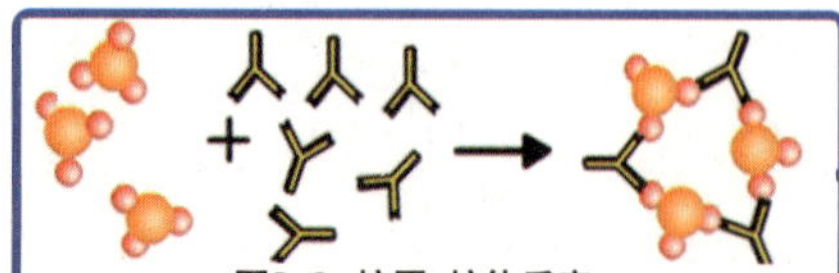

图3-9 抗原-抗体反应

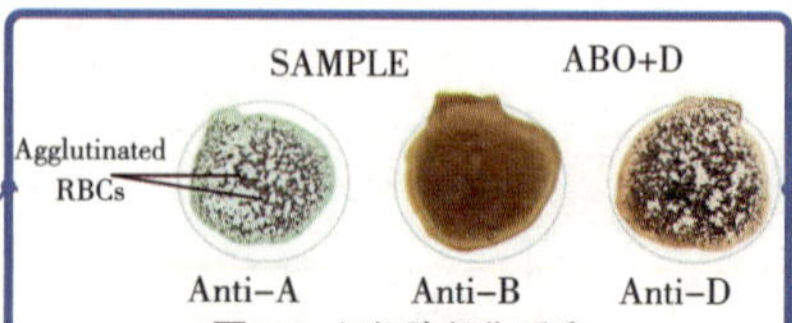

图3-8 红细胞凝集反应

三、生理性止血、血液凝固和纤维蛋白溶解

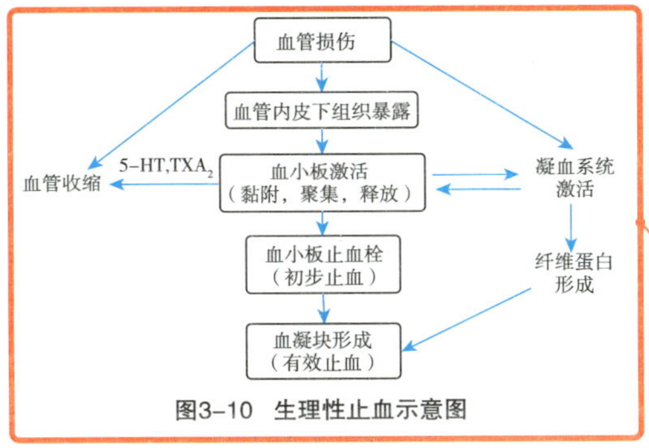

图3-10 生理性止血示意图

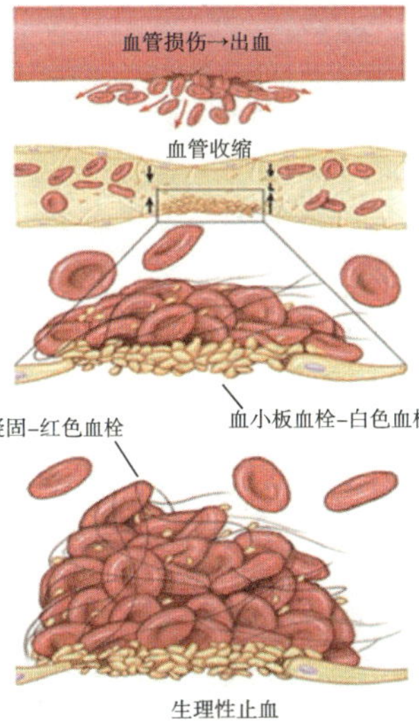

生理性止血

- 意义：防止出血太多
- 定义：过程：小血管破损；流血数分钟后；出血自行停止
- 3个基本阶段
  - 血管收缩
    - 作用
      - 缩小破口
      - 暴露内皮下组织：胶原——血小板黏附；组织因子
      - 使血流速度变慢：减少血流量；使血小板容易黏附和聚集；凝血因子容易被招募
  - 血小板血栓形成
    - 血小板发生
      - 黏附：由vWF因子介导（血小板与内皮下胶原）；使血小板激活
      - 聚集：血小板与血小板结合；激活血小板
      - 释放：生物活性物质（TXA_2、5-HT、ADP等）；促进黏附和聚集（正反馈）
      - 收缩：血小板含有收缩蛋白；使血小板血栓变得坚固
    - 速度快
    - 局限在损伤部位
    - 白色血栓：松软
    - 一期止血
  - 血液凝固
    - 血液中凝血因子被招募至白色血栓表面：发生级联酶促反应；形成纤维蛋白；网络红细胞
    - 形成红色血栓：速度慢；牢固；二期止血

纤维蛋白溶解

- 意义：将已经形成的血栓溶解；实现血管血流再通
- 实质：纤维蛋白被分解和液化的过程
- 纤维蛋白溶解系统
  - 组成
    - 纤溶酶原激活物：生理性（t-PA、u-PA）
    - 纤溶酶原
    - 纤溶酶
  - 2阶段（过程）：纤溶酶原的激活；纤维蛋白的降解
  - 调节
    - 负性调控：纤维蛋白溶解速度和强度——防止全身性纤溶
    - 纤溶抑制物：纤溶酶原激活物抑制物（PAI-1）；纤溶酶抑制物（α_2-AP）

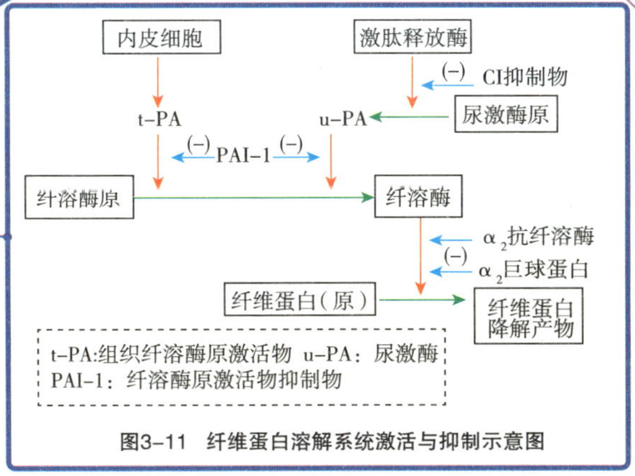

图3-11 纤维蛋白溶解系统激活与抑制示意图

血液凝固

- 定义
  - 过程：血液由流体转变成凝胶
  - 实质：级联酶促反应（凝血因子参与）；纤维蛋白原变成纤维蛋白（网络红细胞）

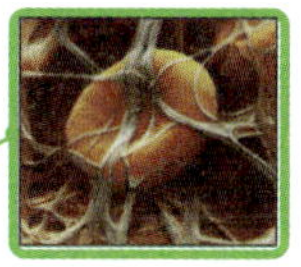

- 凝血因子
  - 定义：凝血物质；血液和组织中；直接参与凝血过程
  - 种类：罗马数字命名的12种；其他：PK（前激肽释放酶）、HK（高分子激肽）
  - 特点
    - 除钙离子（FⅣ）外其他均为蛋白
    - 大部分以酶原形式存在
    - 大部分由肝脏合成，需要维生素K参与
    - FⅢ为组织因子，膜蛋白
- 过程：3个阶段
  - 凝血酶原酶复合物的形成：激活途径不同
    - 内源性凝血途径：凝血因子全部来自于血液；FⅫ为启动因子
    - 外源性凝血途径：又名：组织因子途径；组织因子（FⅢ）为启动因子
  - 凝血酶（FⅡa）生成：酶：凝血酶原酶复合物；前体：凝血酶原（FⅡ）
  - 纤维蛋白的生成：酶：FⅡa、FⅩⅢa；前体：纤维蛋白原（可溶性）

表3-3 凝血因子

因子	中文名称	因子	中文名称
Ⅰ	纤维蛋白原	Ⅷ	抗血友病因子
Ⅱ	凝血酶原	Ⅸ	血浆凝血活酶
Ⅲ	组织因子（TF）	Ⅹ	Stuart-Prower因子
Ⅳ	钙离子	Ⅺ	血浆凝血活酶前质
Ⅴ	前加速素	Ⅻ	接触因子
Ⅶ	前转变素	ⅩⅢ	纤维蛋白稳定因子

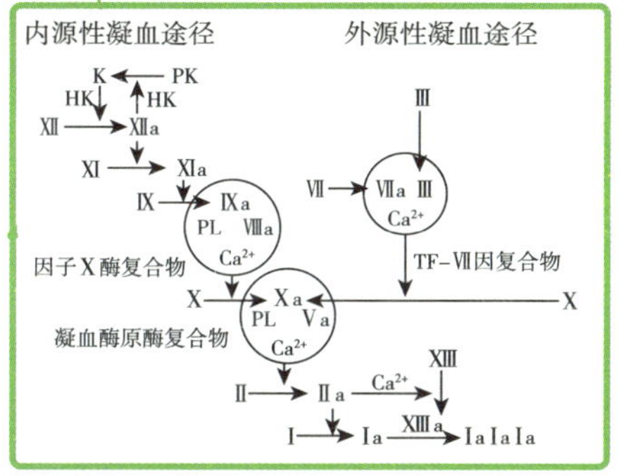

血液凝固的负性调控

- 意义：控制血栓的大小；使血栓局部于损伤部位
- 抗凝机制
  - 血管内皮
    - 屏障：血液；内皮下组织细胞和胶原
    - 分泌抗凝物质
  - 凝血因子局部激活
    - 损伤部位吸附凝血因子：胶原；组织因子；血小板磷脂表面
    - 弥散入血的激活因子失活：血流稀释；巨噬细胞吞噬；被抗凝物质灭活
  - 生理性抗凝物质
    - 抗凝血酶Ⅲ：最重要的抗凝物质；灭活60%的凝血酶；肝素可以增强其作用
    - 蛋白质C：肝脏合成；酶原形式存在；被凝血酶激活；灭活重要的辅因子
      - FⅤ：增强FⅩa的活性
      - FⅧ：即抗血友病因子；增强FⅨa活性 20万倍
    - 组织因子途径抑制物（TFPI）：内皮细胞分泌；抑制外源性途径凝血酶的生成
    - 肝素：肥大细胞和嗜碱性粒细胞产生；增强抗凝血酶的活性 2000倍

第四章　循环系统

一、循环系统概述

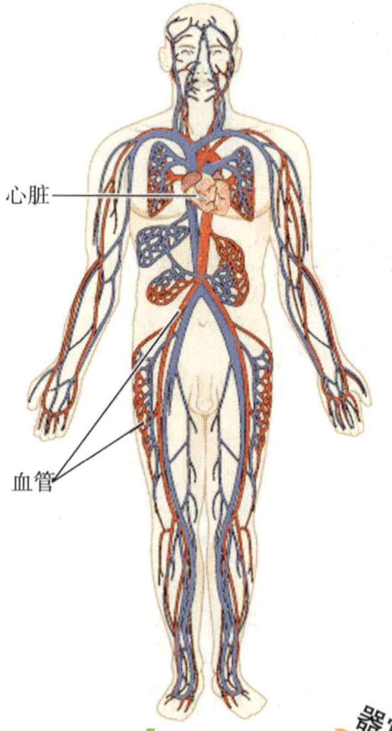

- 循环系统
  - 封闭的管道系统
    - 心血管系统
      - 组成
        - 心脏 — 泵血 — 动力
        - 血管 — 回流管道 — 外周阻力
        - 血液 — 流动的介质 — 运输的媒介
      - 功能
        - 物质转运：营养物质；代谢产物；激素
        - 传导热
        - 内分泌功能 — 分泌激素 — 如 心房钠尿肽
    - 淋巴管系统
      - 组成：淋巴管；淋巴器官；淋巴液
      - 功能：回收组织液中的蛋白；吸收脂肪；防御与免疫
- 心脏
  - 结构
    - 左心：左心房和左心室；二尖瓣
    - 右心：右心房和右心室；三尖瓣
  - 组成 — 心肌细胞
    - 生理特性：兴奋性；自动节律性；传导性；收缩性
    - 分类及代表
      - 自律细胞 — 如：窦房结P细胞；浦肯野细胞
      - 非自律细胞 — 普通工作细胞：心房肌；心室肌
  - 泵血活动
    - 推动血液单向流动：心肌舒张和收缩；配合瓣膜启闭
    - 基本活动单元 — 心动周期
      - 定义：心室一次收缩、舒张；机械活动周期
    - 功能评价指标
      - 射血量：每搏心输出量；心输出量；心指数；射血分数
      - 心脏做功：内功；外功
      - 心力储备：心率贮备；搏出量储备（舒张期贮备；收缩期贮备）

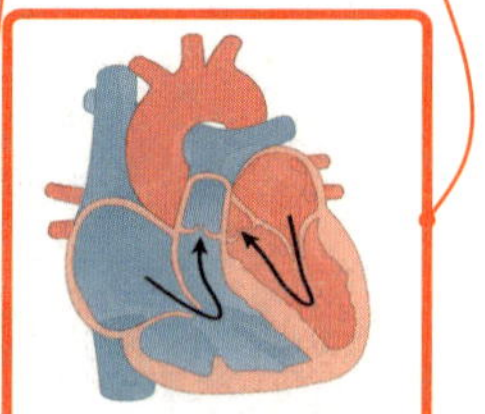
图4-1 心脏内血流方向

- 心血管活动的调节
  - 神经调节
    - 自主神经系统：交感；副交感
    - 占主要地位
    - 调节方式：心血管反射 — 主要包括：压力感受性反射；化学感受性反射；心肺容量感受性反射
  - 体液调节
    - 重要激素：肾上腺素和去甲肾上腺素；肾素-血管紧张素(R-A)系统；血管升压素
    - 其他

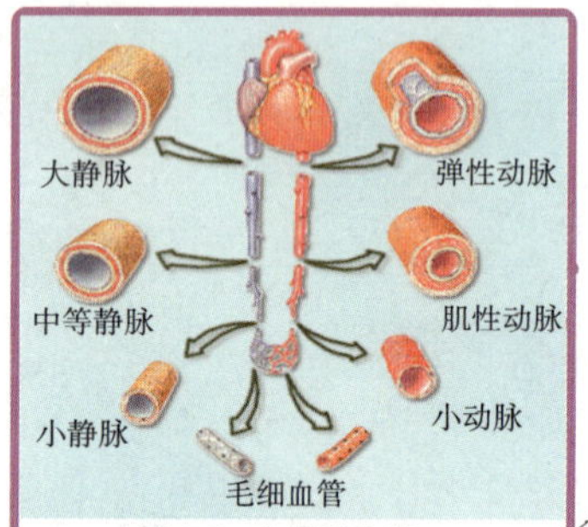

图4-2 血管的分类

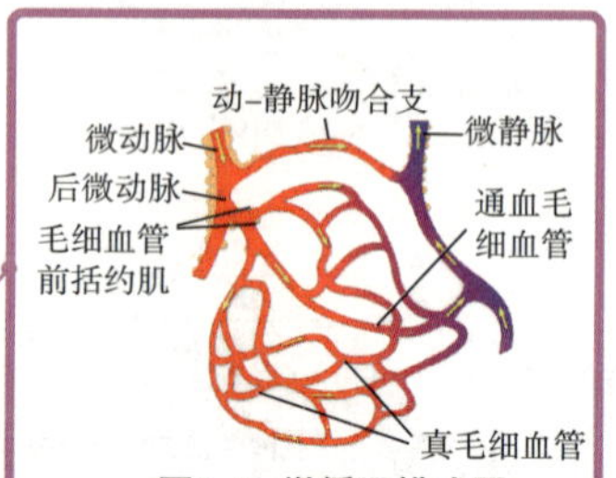

图4-3 微循环模式图

- 血管
  - 分类
    - 动脉
      - 弹性动脉 — 弹性贮器血管
      - 肌性动脉
      - 小动脉
    - 微循环
      - 血液循环
      - 微动脉和微静脉之间
        - 入口
          - 微动脉 — 总闸门
          - 后微动脉和毛细血管前括约肌 — 分闸门
        - 毛细血管 — 三种
          - 真毛细血管 — 物质交换的场所
          - 通血毛细血管 — 实现血液快速回流
          - 动-静脉吻合支 — 散热；参与体温调节
        - 出口
          - 微静脉 — 后闸门
    - 静脉
      - 小静脉
      - 中等静脉
      - 大静脉 — 容量血管
- 血压
  - 定义
    - 血液 — 血管中 — 流动的
    - 侧压强 — 对血管壁的
  - 分类
    - 动脉血压 — 形成条件：足够的循环血容量；心脏射血；外周阻力；弹性贮器
    - 静脉血压
      - 静脉：血液回流的通道；血液贮库；舒缩活动 — 调节：回心血量；心输出量
      - 分类
        - 中心静脉压 — 胸腔大静脉和右心房内压
          - 反映：心脏射血能力；血容量
        - 外周静脉压 — 各器官内静脉血压
- 器官循环
  - 冠脉循环
    - 功能 — 为心肌代谢提供血液
    - 特点
      - 供应心脏的血管 — 丰富；易受挤压
      - 血流量大 — 灌注压高；血流速度快
  - 肺循环
    - 功能 — 进行肺换气：肺泡气；血液
    - 特点
      - 低压
      - 低阻 — 血管：粗；短
      - 血流量：大；可变
  - 脑循环
    - 功能：维持脑组织的代谢
    - 特点
      - 血流量大 — 脑的耗氧量高
      - 血流量变化小 — 颅腔容积有限

二、心脏的泵血功能

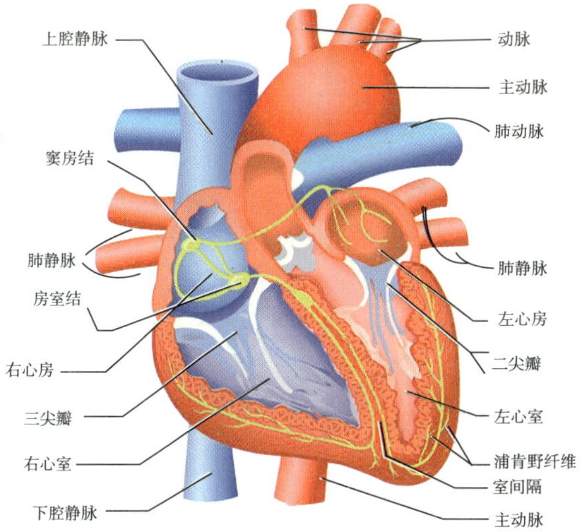

心脏的结构
- 左心
  - 左心房和左心室
  - 二尖瓣
- 右心
  - 右心房和右心室
  - 三尖瓣

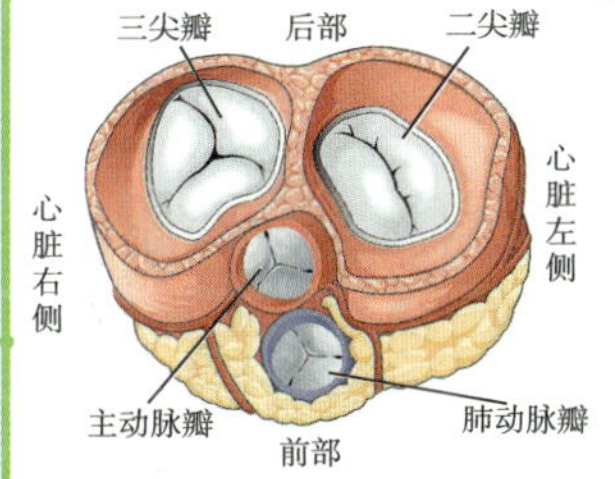

图4-4 心脏的瓣膜

心脏的功能
- 泵血
  - 活动单元：推动血液单向流动
  - 心动周期
    - 机械活动
      - 心室
        - 收缩：等容收缩期；射血期（快速、减慢）
        - 舒张：等容舒张期；充盈期（快速、减慢、房缩）
      - 配合：瓣膜启闭

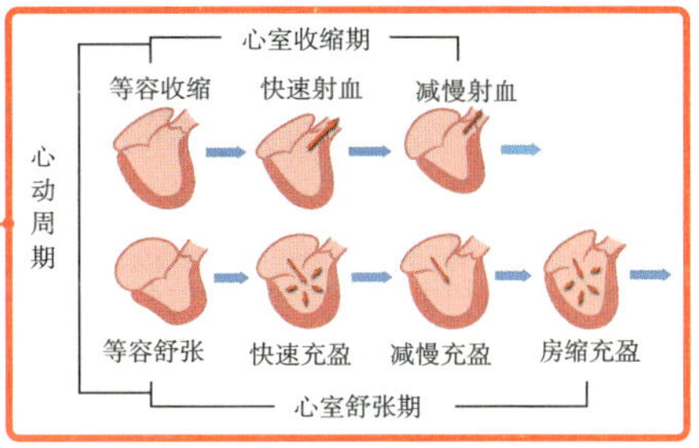

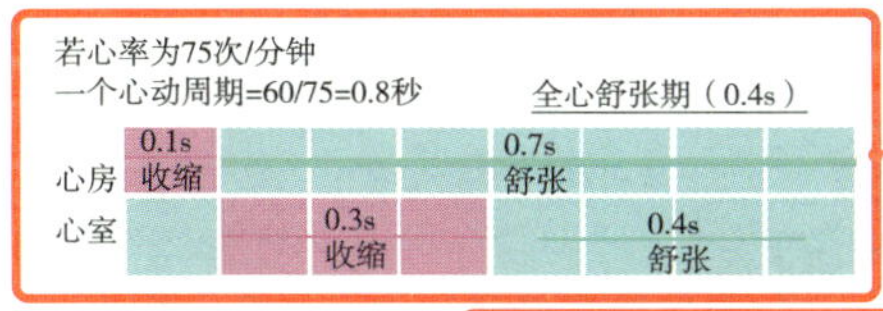

  - 过程
    - 心室两次密闭：等容收缩；等容舒张
    - 压力变化最快
    - 快速射血期室内压最高
    - 快速充盈期室内最低
    - 舒张末期容积最大
    - 收缩末期容积最小

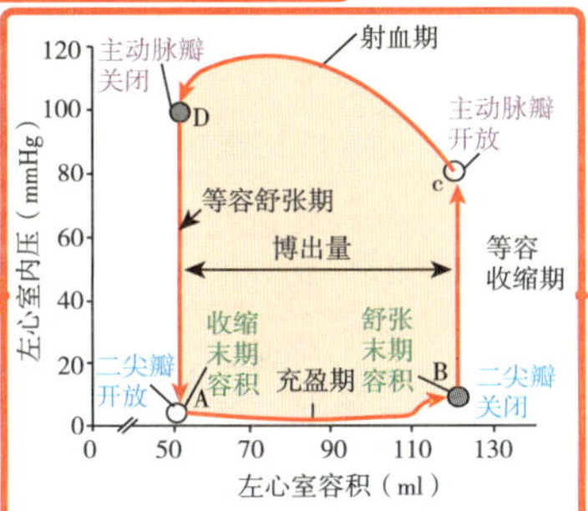

图4-8 左心室容积-压力变化示意图

- 评价指标
  - 射血量
    - 每搏心输出量：心室收缩一次射出的血量；正常值60~80ml
    - 心输出量：心率×搏出量；安静状态下：4.5~6L/min
    - 心指数：心输出量/体表面积；静息心指标：3.0~3.5L/min·m²
    - 射血分数：搏出量/左室舒张末期容积；正常值55%~65%
  - 心脏做功
    - 内功：心肌；动能（很少）
    - 外功：血液；压强能（主要）
- 心力储备
  - 定义：能力
    - 心输出量增加：安静时 4.5~6L/min；剧烈运动时 可达25~30L/min
    - 随机体代谢需要
  - 包括
    - 心率贮备：心率可以加快2~2.5倍；最大心率：160~180次/分
    - 搏出量储备
      - 舒张期贮备：舒张末期容积 15ml；正常125ml；最大可至140ml
      - 收缩期贮备：收缩末期容积 约30ml；正常55ml；最小可至20ml
      - 搏出量：可由70ml增大至125ml

心脏机械活动-心音
- 产生原因
  - 心脏瓣膜关闭
  - 血流撞击：心室壁；血管壁
- 正常心音
  - 包括：第一、第二、第三、第四心音
  - 判断瓣膜功能
  - 心率
  - 心律

表4-1 第一心音和第二心音的比较

比较	第一心音	第二心音
产生原因	房室瓣关闭	动脉瓣关闭
心音特征	音低、持续时间长	音高、持续时间短
标志	收缩的开始	心室舒张的开始
听诊部位	心尖部	胸骨旁第二肋间

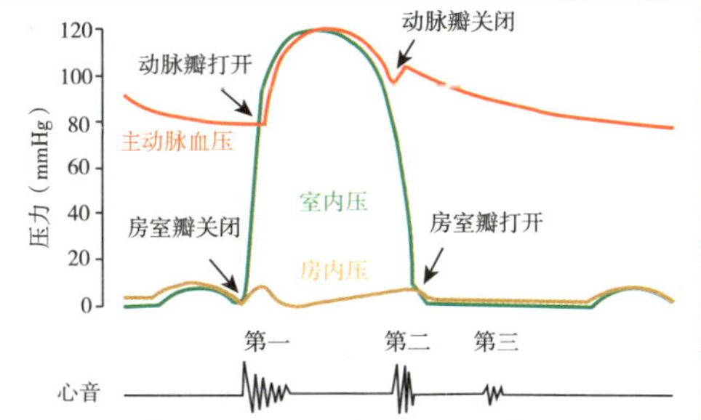

图4-9 心脏舒缩——压力变化——瓣膜启闭——心音

心脏组成（心肌细胞）
- 普通工作细胞
  - 如：心室肌细胞
    - 具有兴奋性、传导性和收缩性
    - 无自律性：属于非自律性细胞
  - 动作电位
    - 0、1、2、3、4，五期
    - 0期 去极化：速度快；钠离子内流；快反应细胞
    - 复极化：1期和3期；钾离子外流
    - 2期为平台期
      - 电位维持在0左右
      - 钙离子内流；钾离子外流
      - 生理意义：钙内流触发肌质网钙释放；心肌有效不应期特别长
    - 4期电位稳定

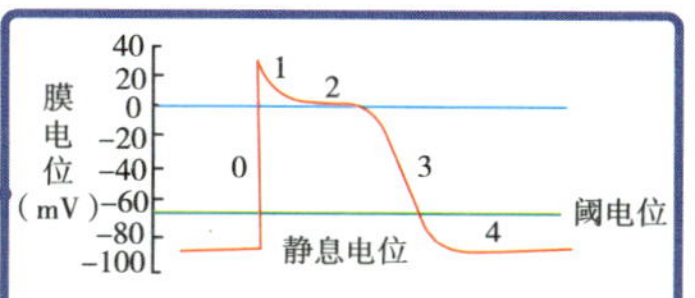

图4-5 心室肌的动作电位

- 自律细胞
  - 窦房结P细胞
    - 动作电位
      - 0、3、4三期
      - 4期自动除极到阈电位
      - 0期钙离子内流：去极化速度慢；慢反应细胞
      - 自律性高：100次/分；正常起搏点
    - 慢反应自律细胞
  - 其他自律细胞
  - 浦肯野细胞
    - 动作电位波形：与心室肌细胞类似
      - 0、1、2、3、4，五期
      - 4期自动除极到阈电位
    - 快反应自律细胞：0期钠离子内流
    - 自律性低：25次/分
    - 潜在起搏点

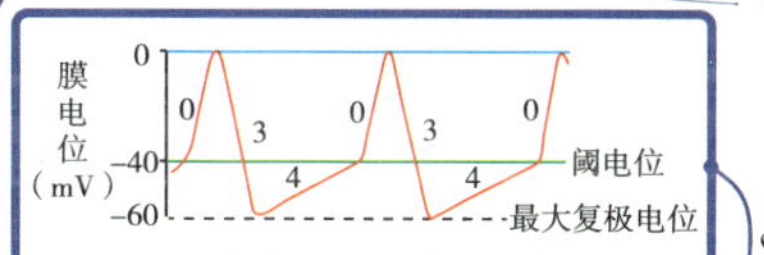

图4-6 窦房结P细胞动作电位

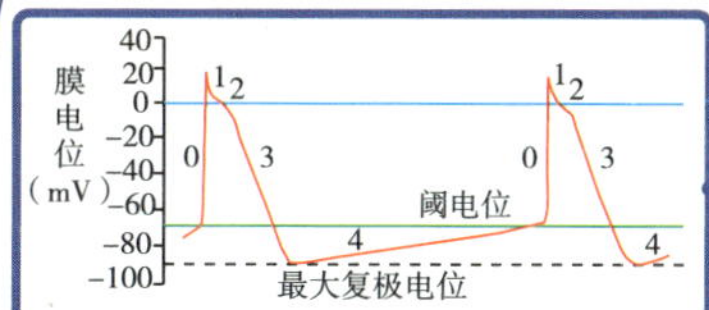

图4-7 浦肯野细胞动作电位

- 心肌细胞生理特性
  - 兴奋性：发生周期性变化
    - 包括
      - 有效不应期
        - 包括：绝对不应期；局部反应期
        - 特点：长；时间上相当于收缩期+舒张早期
        - 意义：使心肌不发生完全强直收缩；保证心脏的泵血功能
      - 相对不应期
      - 超常期
  - 自动节律性：自律细胞；4期自动除极
  - 收缩性
    - 普通工作细胞（心室心房肌）
    - 特点
      - 对细胞外的钙有依赖
      - "全或无"式收缩
      - 不发生完全强直收缩
  - 传导性
    - 心肌细胞均有传导性：窦房结发放的兴奋经过心脏特殊传导系统传到达普通工作细胞
    - 速度有快有慢
      - 慢：结区细胞；房室延搁；心房先于心室收缩
      - 快：其他大部分心肌细胞；保证心肌同步收缩

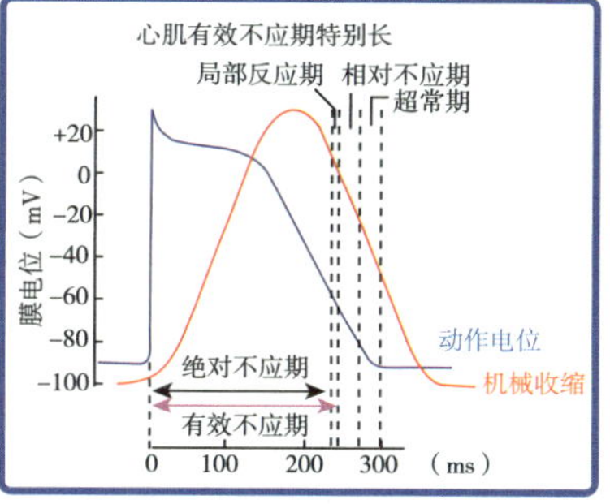

心脏电活动-心电图
- 产生机制
  - 心脏产生周期性电变化
  - 人体是容积导体
  - 体表不同位置之间有电位差
- 正常心电图
  - 波形
    - P波：两心房去极化
    - QRS波群：两心室去极化
    - T波：两心室复极化
  - 间期
    - P-P间期：相邻两个P波之间的距离
    - P-R间期：从P波开始到QRS波开始
    - Q-T间期：心室开始兴奋至复极化完毕
    - ST段：心室肌细胞处于动作电位平台期

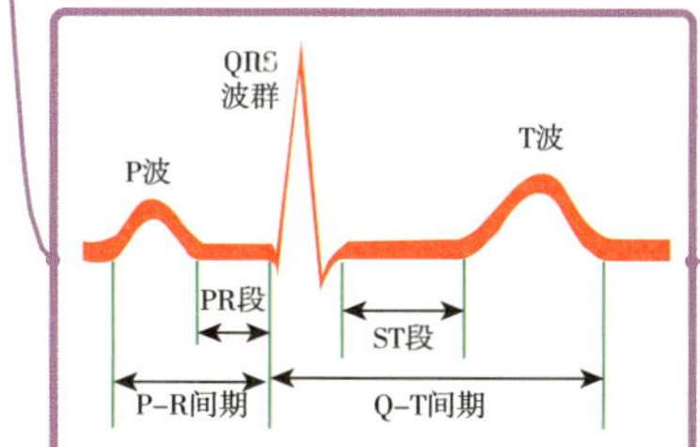

图4-10 正常心电图

三、血压和脉搏

- 血压
  - 定义：血液（血管中、流动的）对血管壁的侧压强
  - 维持稳定的意义：维持组织器官正常血流量的前提条件
- 动脉和静脉
  - 动脉（Artery）
    - 结构特点：管腔小，管壁厚
    - 功能特点
      - 将心脏射出的血运输到全身各处
      - 弹性贮器作用
      - 舒缩活动——调节：各器官血流量；外周阻力
  - 静脉（Vein）
    - 功能特点
      - 血液回流的通道
      - 血液贮库
      - 舒缩活动——调节：回心血量；心输出量
    - 结构特点：管腔大；管壁薄；有静脉瓣

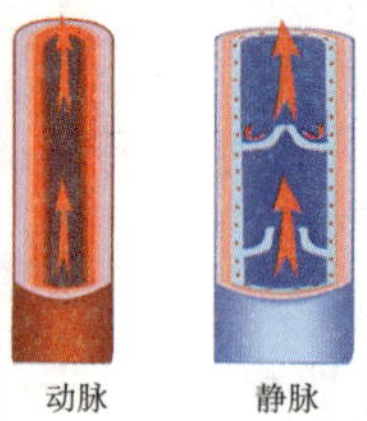

图4–11 动脉和静脉的结构示意图

- 动脉血压
  - 形成
    - 循环系统平均充盈压
      - 大约7mmHg
      - 测量方法：整体动物水平；电击造成室颤；测量此时血压
    - 足够的血容量
    - 心脏射血——提供动力：压强能；动能
    - 外周阻力——阻碍血液流向外周：搏出量1/3的血液流向外周；2/3贮存→弹性贮器血管
    - 弹性贮器
      - 主动脉和大动脉
      - 血流动能→弹性势能
      - 辅助泵的作用：在射血间期；持续推动血液流动
  - 测量
    - 通常指主动脉血压
    - 间接法
      - 血压计：无创性
      - 上臂肱动脉：血压在主动脉到中动脉降落很少；代表主动脉血压
      - 正常值：80/120mmHg
  - 表示方法
    - 收缩压：最大值，100~120mmHg
    - 舒张压：最小值，60~80mmHg
    - 脉压：收缩压–舒张压，30~40mmHg
    - 平均动脉压：计算：舒张压+1/3脉压
  - 影响因素
    - 心脏射血
      - 搏出量：主要影响收缩压
      - 心率：主要影响舒张压
    - 外周阻力：小动脉和微动脉；外周阻力增加→舒张压明显升高
    - 贮器作用：主、大动脉的弹性；影响脉压；弹性减弱→脉压增大
    - 血容量/循环系统容积：循环血量增加→血压升高；反之亦然

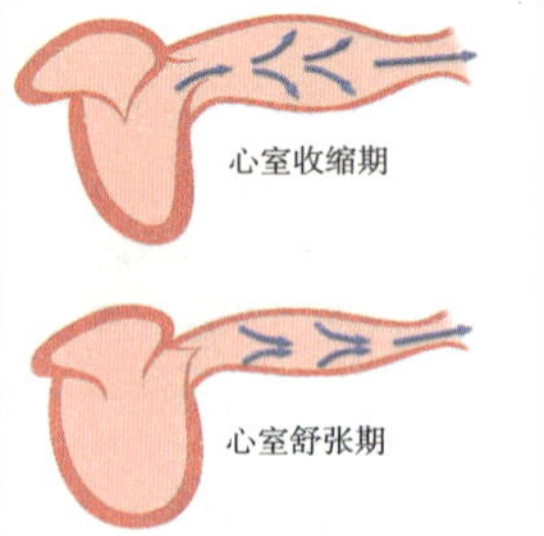

图4–12 主动脉的弹性贮器作用示意图

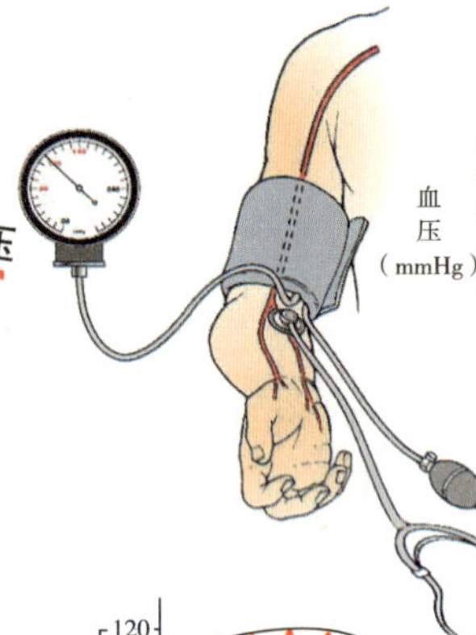

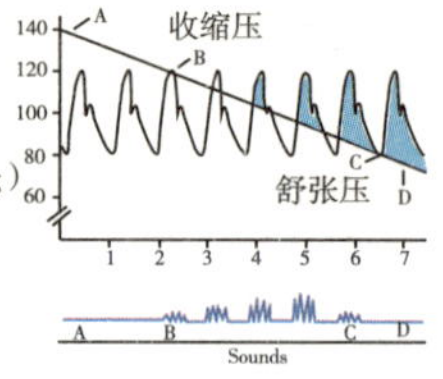

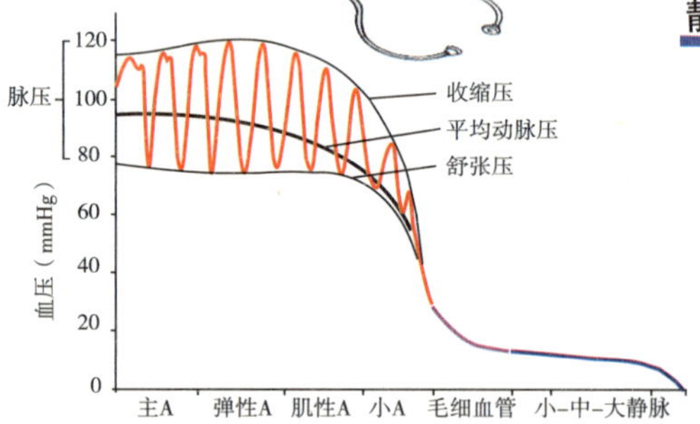

- 静脉血压
  - 中心静脉压
    - 胸腔大静脉和右心房内血压
    - 静脉回流的终点
    - 反映心血管功能的指标
      - 正常值：4~12cm水柱
      - 降低或有下降趋势：提示补液不足
      - 高于正常或有升高趋势：提示补液过快；或心射血能力下降
    - 影响因素
      - 心脏射血——心肌收缩力
        - 心脏射血减少→中心静脉压升高
        - 心脏射血增强→中心静脉压降低
      - 回心血量
        - 体位：影响静脉内血量；如卧位→直立位：静脉内血量增加，回心血量减少
        - 体循环血量/血管容量：体循环平均充盈压；升高→回心血量增加；降低→回心血量减少
        - 肌肉泵：肌肉舒缩；静脉瓣膜开闭；促进回流
        - 呼吸泵：影响胸膜腔内压
          - 吸气时：降低，回心血量增加
          - 呼气时：升高，回心血量减少
    - 反映：心脏射血能力；血容量
  - 外周静脉压
    - 各器官静脉血压
    - 影响因素
      - 中心静脉压：右心衰竭→中心静脉压升高→体循环回流受阻→外周静脉压升高：颈外静脉怒张；肝充血肿大；下肢水肿
      - 血液回流：妊娠→下肢静脉回流受阻→下肢静脉压升高
- 动脉脉搏
  - 实质
    - 动脉血管搏动：动脉内 周期性压力变化引起；沿着动脉管壁传播
    - 机械波——速度：速度较血流快；主动脉<大动脉<小动脉；与动脉壁弹性呈反变关系
  - 特点
    - 频率与心率一致
    - 可以反映心血管系统的功能
    - 所有浅表的动脉均可触及
  - 脉搏图
    - 上升支
      - 形成：心室快速射血；动脉血压迅速上升
      - 斜率和幅度：射血速度；心输出量；外周阻力
    - 下降支
      - 波形
        - 前段：减慢射血期；动脉开始回缩——弹性贮器
        - 降中峡：主动脉瓣膜关闭
        - 降中波：血液反流——血流撞击主动脉瓣膜
        - 后段：血液反流受阻
      - 反映外周阻力的大小
        - 外周阻力↑→下降速率慢，降中峡位置高
        - 外周阻力↓→下降速率快，降中峡位置低，后段平坦

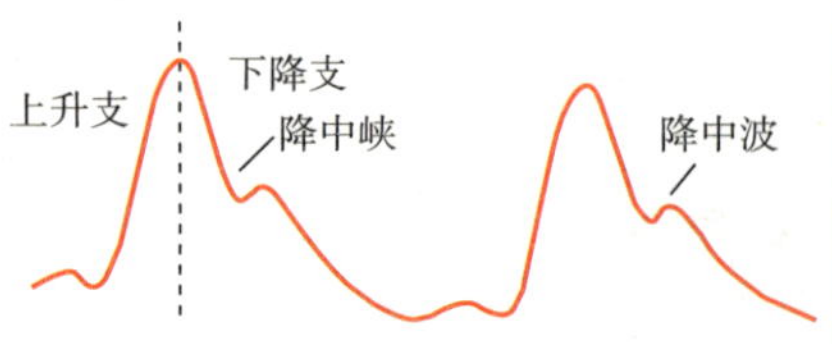

图4–13 正常颈总动脉脉搏图

四、微循环和器官循环

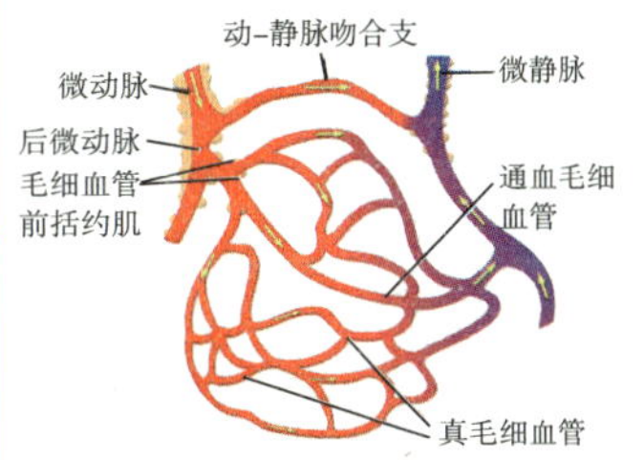

图4-14 微循环模式图

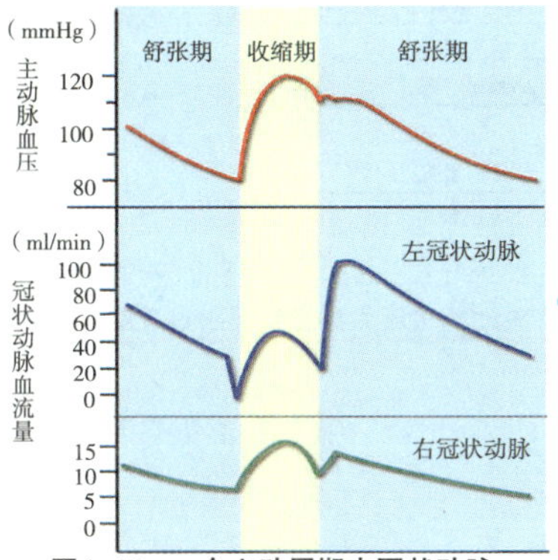

图4-15 一个心动周期中冠状动脉血流量的变化

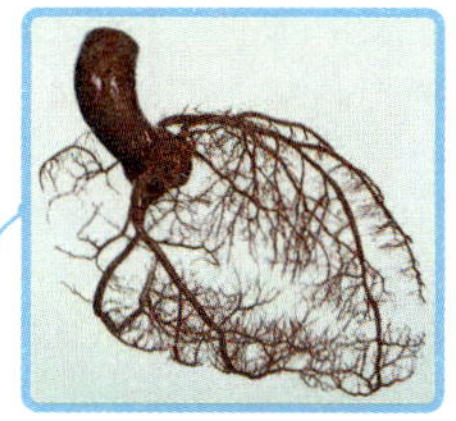

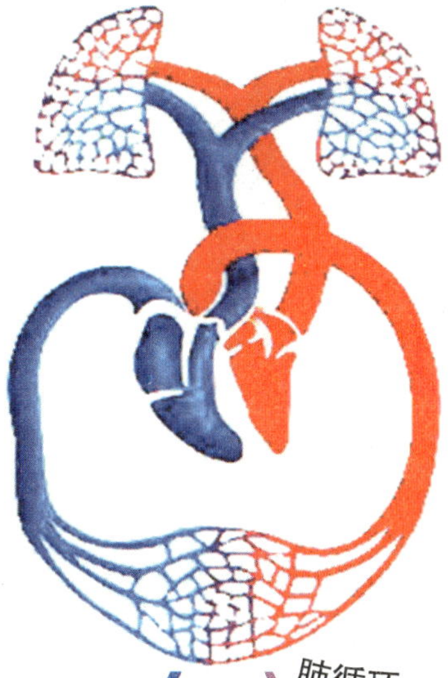

微循环

- 定义：微动脉(A)与微静脉(V)之间的循环
  - 管径微小：在显微镜下才能观察到
  - 控制微循环的开闭：受局部代谢产物的调节
    - 开放次数：5~10次/分
    - 安静时20%~35%开放
  - 发生舒张和收缩
- 组成
  - 微动脉
  - 后微动脉
  - 毛细血管前括约肌
  - 真毛细血管：物质交换的场所
    - 特点
      - 管壁薄：内皮细胞+基膜
      - 通透性高：有裂隙
      - 数量多：400亿根
      - 总面积大：$1000m^2$
    - 交换方式：扩散、吞饮、滤过与重吸收
  - 通血毛细血管
  - 动-静脉（A-V）吻合支
  - 微静脉：后闸门
- 功能：连接动脉和静脉
  - 实现
    - 物质交换：组织细胞与血液之间
    - 体温调节：皮肤毛细血管 散热
    - 血液回流
- 3条通路
  - 迂回通路：物质交换　微A→后微A→毛细血管前括约肌→真毛细血管→微V
  - 直捷通路：加快回流　微A→后微A→通血毛细血管→微V
  - A-V短路：体温调节　微A→A-V吻合支→微V

冠脉循环

- 功能：为心肌代谢提供血液
- 血管特点
  - 供应心脏的血管丰富
    - 主动脉发出：灌注压高；流速快
    - 毛细血管：心肌=1：1　1平方毫米截面积有2500~3000根
  - 易受挤压：血管垂直穿入心肌　冠脉血流量：心舒期>心缩期
- 血流特点
  - 血流量大
    - 占心输出量的4%~5%（心脏占体重的0.5%）
    - 正常：60~80ml/（100g·min）
    - 活动增强：300~400ml/（100g·min）（增加4~5倍）
  - 心肌摄氧率高
    - 65%~75%（14ml O_2/10ml血液）
    - 只能通过增加冠脉血流量　满足更高的代谢需求
- 血流量调节
  - 局部调节
    - 心肌代谢水平　主要
      - 可以舒张血管的代谢产物：最强；较弱：氢离子、乳酸、CO_2
    - 心肌耗氧↑→代谢产物↑→冠脉血管舒张→血流量↑
  - 神经调节　次要　神经调节的直接作用会被心肌代谢改变所掩盖
  - 体液　激素调节
    - 增加冠脉流量　如，甲状腺激素、肾上腺素和去甲肾上腺素
    - 减少冠脉流量　如，血管紧张素Ⅱ、大剂量血管升压素

肺循环

- 功能：进行肺换气　肺泡气与血液
- 生理特点
  - 低压
    - 收缩压　22mmHg
    - 舒张压　0~9mmHg
    - 平均肺毛细血管血压　7mmHg
      - 血浆胶体渗透压　25mmHg
      - 组织液的压力为负压
        - 使紧贴：肺泡壁、毛细血管壁
        - 利于气体交换：肺换气
        - 利于吸收：肺泡内组织液
  - 低阻：血管　粗、短
  - 血流量
    - 大
    - 变化大
      - 正常：450ml　占心输出量9%
      - 用力呼气：200ml
      - 深吸气：1000ml
- 血流量调节
  - 神经调节
    - 交感　去甲肾上腺素(NE)
      - 直接作用：减少肺血流量　NE作用于肺血管（α_1受体）　收缩肺血管
      - 间接作用：增加肺血流量
        - NE→心脏β_1受体→心输出量增加→循环血流量增加
        - NE→体循环血管→体循环血管收缩→体循环血流量减少
    - 副交感　乙酰胆碱　肺血管舒张
  - 肺泡气体分压
    - PO_2降低　肺血管收缩
      - 生理意义：减少低氧肺泡的血流量；维持血氧饱和度
      - 病理意义：长期肺泡内低氧→肺血管收缩→肺动脉高压→右心肥厚
    - PCO_2升高　加强低氧引起的微动脉收缩
  - 血管活性物质
    - 微动脉收缩　如 NE、E、AngⅡ、TXA_2
    - 微静脉收缩　如 5-羟色胺、组胺

脑循环

- 功能：维持脑组织的代谢
  - 代谢率高
  - 耗氧量大　占全身耗氧量的20%
- 血流量
  - 大　15%的心输出量　750ml/min
  - 变化小　颅腔容积有限
- 血流量的调节
  - 脑血管的自身调节　平均动脉血压在60~140mmHg　脑血流量保持恒定
  - 局部代谢调节　某脑区活动增强→脑血管扩张→该脑区血流量增加
  - CO_2和O_2分压
    - CO_2分压升高→脑血管舒张→血流量增加
    - O_2分压降低→脑血管舒张→血流量增加
  - 神经调节　作用不明显
- 脑内微循环血管的特殊之处：屏障
  - 功能：保护脑组织　限制某些物质进入到脑内
  - 分类
    - 血-脑脊液屏障：血液、脑脊液
    - 血-脑屏障：血液、神经元

五、心血管活动的调节

血压↑→压力感受器→传入神经（+）→ 延髓心血管中枢 → 心交感紧张（-）、心迷走紧张（+）、交感缩血管紧张（-）→ 效应器：心脏 →心率减慢，心输出量下降；血管 →血管舒张，外周阻力下降 } 血压↓

血压↓→压力感受器→传入神经（-）→ 延髓心血管中枢 → 心交感紧张（+）、心迷走紧张（-）、交感缩血管紧张（+）→ 效应器：心脏 →心率加快，心输出量增加；血管 →血管收缩，外周阻力升高 } 血压↑

图4-16　颈动脉窦主动脉弓压力感受性反射过程图

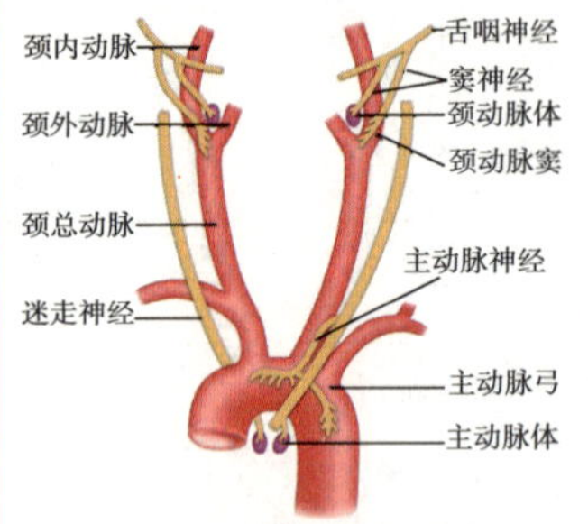

图4-17　颈动脉窦和主动脉弓的压力感受器及化学感受器

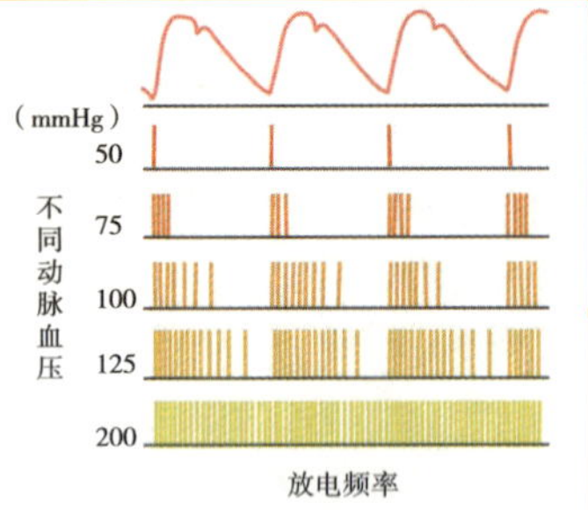

图4-18　单根窦神经传入纤维在不同动脉血压条件下放电频率的变化

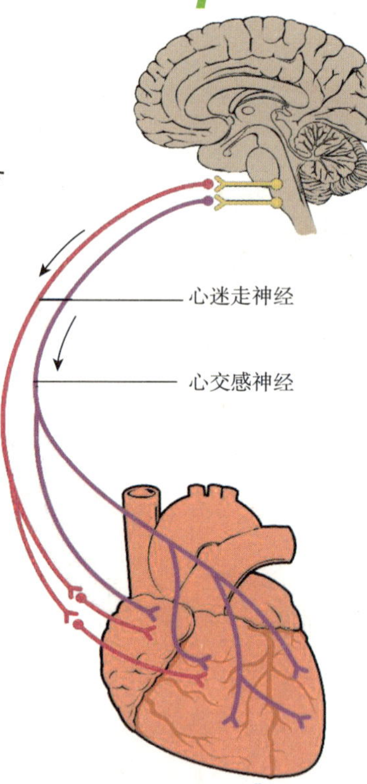

- 神经调节
  - 压力感受性反射
    - 感受器：血管外膜下感觉神经末梢
      - 颈动脉窦→窦神经
      - 主动脉弓→主动脉神经
    - 特点
      - 负反馈调节：使升高的血压降低至正常；使降低的血压升高至正常
      - 缓冲快速变化
      - 调定点
        - 100mmHg附近：反应敏感
        - 可重设：高血压患者 — 调定点上调
    - 意义：快速调节，维持血压稳定
  - 化学感受性反射
    - 感受器
      - 位置：颈动脉体、主动脉体
      - 适宜刺激：外周血中的氧分压降低、二氧化碳分压升高、氢离子浓度升高
    - 效应
      - 呼吸系统：呼吸加深加快
      - 循环系统：血压升高
        - 外周阻力增加：脑血管扩张、冠状动脉舒张、骨骼肌和内脏血管收缩
        - 心输出量增大：自然呼吸条件下 — 呼吸加深加快
    - 意义：缺氧条件下保证心脑血供
  - 心肺容量感受性反射
    - 感受器 位于：心房、心室、肺循环大血管壁
    - 适宜刺激
      - 机械牵张：局部压力增高、血容量增加
      - 化学物质：前列腺素、缓激肽
    - 效应：血压降低
      - 心迷走紧张增强→心脏抑制
      - 心交感和交感缩血管紧张降低：心率减慢、心输出量增加、外周阻力下降
- 自身调节
  - 器官自身
  - 局部血流调节
    - 代谢性自身调节：代谢活动增强→耗氧量增加→血流量增加
    - 肌源性自身调节：血管平滑肌的牵张反射 — 如　肾血流量的自身调节
- 动脉血液的调节
  - 短期：主要依靠 — 心血管反射
    - 自主神经系统 — 自动调节
    - 效应器：心脏、血管
  - 长期
    - 共同：体液调节、神经调节
    - 肾脏：重要作用
- 体液调节
  - 肾上腺素和去甲肾上腺素
    - 来源：大部分-肾上腺髓质合成；小部分-交感神经末梢释放
    - 作用于
      - 心脏β_1受体：正性变时、变力、变传导
      - 血管平滑肌：α_1受体 — 血管收缩；β_2受体 — 血管舒张
    - 效应
      - 静脉注射肾上腺素(E)：强心剂
      - 静脉注射去甲肾上腺素(NE)：升高血压→反射性抑制心脏；升压剂
  - 主要循环激活：肾素-血管紧张素(R-A)系统
    - 肾素
      - 酶
        - 来源：近球细胞 — 位于球旁器
        - 催化：血管紧张素原→血管紧张素Ⅰ
      - 促进肾素分泌的因素：血中钠浓度降低；血压下降→肾血流量下降；交感兴奋；体液因素（肾上腺素、去甲肾上腺素、前列腺素）
    - 血管紧张素原：血管紧张素前体；多肽 — 肝脏分泌 — 位于血浆中
    - 血管紧张素Ⅱ
      - 最强的缩血管物质之一 — 比去甲肾上腺素强40倍
      - 刺激醛固酮的分泌 — 减少水和钠的排出
  - 血管升压素
    - 又称抗利尿激素
    - 作用
      - 生理浓度：抗利尿 — 维持血容量
      - 高浓度：收缩血管→升高血压
  - 其他血管活性物质
    - 内皮合成
      - 舒血管物质　如　内皮舒张因子（NO）
      - 缩血管物质　如　内皮素 — 最强的缩血管物质之一
    - 激肽释放酶-激肽系统：激素
      - 生成：激肽释放酶分解激肽原
      - 如：缓激肽、血管舒张素
      - 作用：舒张血管 — 降低血压；增加毛细血管通透性
    - 血管活性多肽　如　心房钠尿肽
      - 心房肌细胞合成 — 受到牵拉刺激时
      - 作用：排钠利尿，降低血容量；舒张血管，降低血压
    - 其他　如
      - 前列环素 — 舒张血管
      - 组胺
        - 作用：舒张血管；增加血管壁的通透性
        - 导致：局部组织水肿
    - 气体信号分子
      - 一氧化碳 — 舒张血管
      - 硫化氢 — 舒张血管

Ang-原（肝）
↓ ←肾素（肾近球细胞分泌）
Ang-Ⅰ（10肽）
↓ ←血管紧张素转换酶
Ang-Ⅱ（8肽）
↓ ←氨基肽酶A
Ang-Ⅲ（7肽）

图4-19　R-A系统的组成

第五章　呼吸系统

一、呼吸系统概述

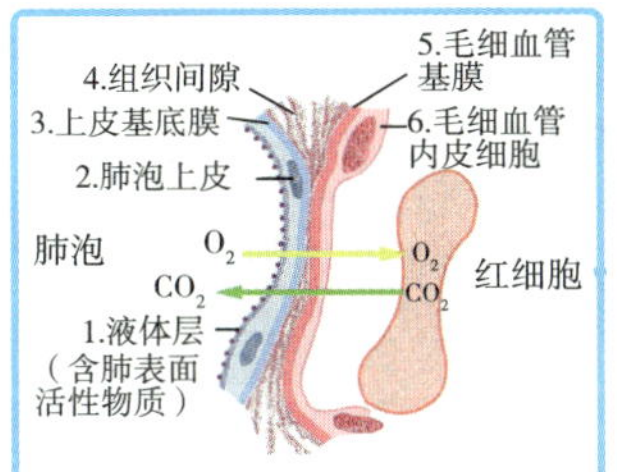

图5–1　呼吸膜的结构–6层

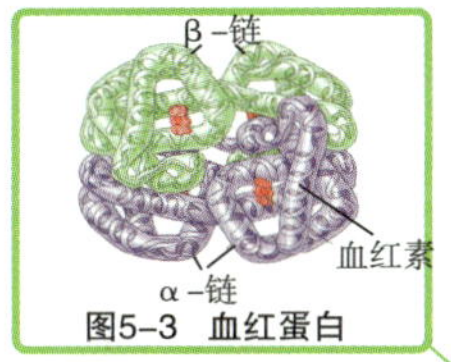

图5–3　血红蛋白

- 呼吸
  - 实质：气体交换过程（机体、外界环境）
  - 过程
    - 1.外呼吸：肺通气（肺、外界环境）；肺换气（肺泡气、肺毛细血管血液）
    - 2.气体在血液中的运输
    - 3.内呼吸：组织换气（血液、组织细胞）；细胞内生物氧化
  - 意义：维持生命活动；维持内环境稳态

- 外呼吸
  - 肺通气
    - 过程：气体由外部环境进入肺
    - 直接动力：肺内压与大气压之差
    - 原动力：呼吸运动
  - 肺换气
    - 实质：换气过程（肺泡气、混合静脉血 → 肺毛细血管）
    - 动力：气体分压差
    - 方式：扩散
    - 结构
      - 肺泡：内：液体层；中：Ⅱ型上皮细胞；外：上皮基底膜
      - 组织间隙
      - 毛细血管：内皮层；基膜
      - 呼吸膜：气体跨越的结构
    - 结果
      - 混合静脉血变成动脉血
      - 氧气由肺泡扩散入血液
      - 二氧化碳由血液扩散入肺泡
    - 影响因素
      - 呼吸膜
        - 面积：正常人3亿肺泡 $70m^2$；有贮备 安静时实际交换面积$40m^2$；如 肺部不张、肺实变等 面积下降
        - 厚度：正常值–大约0.6μm；如 肺纤维化、肺水肿 厚度增加；缺氧 扩散速率下降
      - 通气/血流比值
        - 比值 实质：每分钟肺泡通气量 / 每分钟肺血流量
        - 意义
          - 配比适当（0.84）：交换效率最高
          - 通气/血流比值增大：通气过量，血流不足；相当于增大肺泡无效腔
          - 通气/血流比值减少：通气不足，血流过量；相当于功能性动–静脉短路

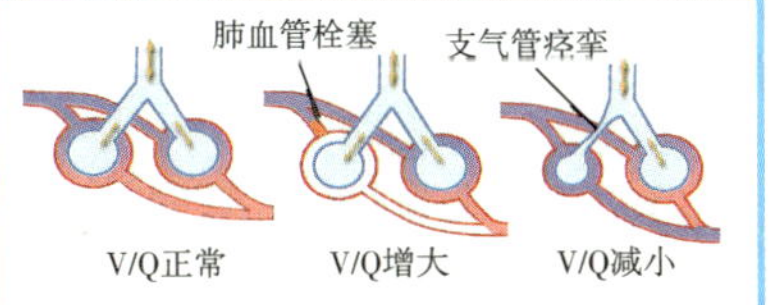

图5–2　不同条件下通气/血流比值的变化

呼吸的全过程

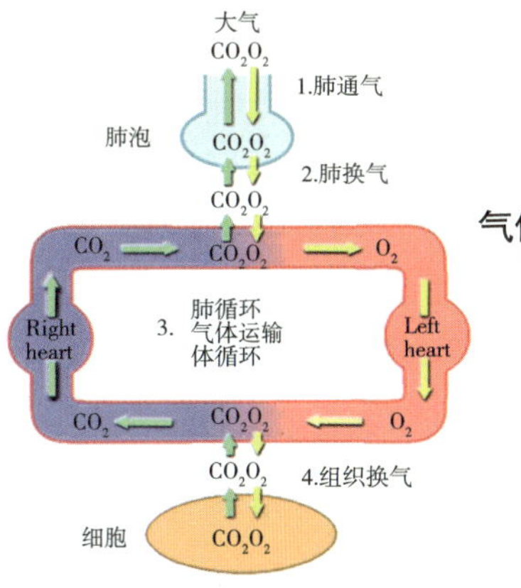

- 组织换气
  - 气体交换方向：氧气扩散入组织；二氧化碳扩散入血液
  - 结果：动脉血→静脉血
  - 组织换气影响
    - 组织代谢水平：代谢水平高，耗氧量高，换气量大
    - 流经组织的血流量：血流量不足，换气不足，组织缺氧

- 气体的运输
  - O_2的运输
    - 形式：物理溶解（1.5%）；化学结合（98.5%）氧合血红蛋白
    - 功能蛋白：血红蛋白（hemoglobin，Hb）
      - 组成：红细胞内
        - 珠蛋白
          - 4个亚单位：2个α亚单位；2个β亚单位
          - 由盐键连接 2种构象：紧密型（T型）去氧血红蛋白；疏松型（R型）氧合血红蛋白 对氧的亲和力高
          - T型转变成R型：结合氧的过程中，盐键逐渐断裂
        - 血红素
          - 每个亚单位结合1个
          - 分子构成：环 四个吡咯基构成；中心 亚铁离子 结合氧
          - 氧合过程 特点：快速；可逆；无需酶催化
          - 结合比例：1个亚铁离子结合1分子O_2；1个血红蛋白结合4分子O_2；1g Hb—1.34~1.39ml氧气
    - Hb与O_2亲和力
      - 氧解离曲线
        - 关系曲线：血氧分压（x）；Hb的氧饱和度（y）
        - 百分比：氧含量 100ml血液中 Hb能结合的最大O_2量；与氧容量 100ml血液中 Hb实际结合的O_2量
        - 特点：S型
        - 三段：上段 60~100mmHg 平坦，结合段；中断 40~60mmHg 较陡，释放段；下段 15~40mmHg 最陡，大量释放
      - 衡量指标：P_{50}
        - 实质：血氧分压 Hb饱和度为50%时
        - 意义：P_{50}增大 亲和力下降 氧解离曲线右移 利于O_2释放；P_{50}减少 亲和力增加 氧解离曲线左移 利于结合 不利于释放
      - 影响因素
        - 酸度
          - 波尔效应：酸度对Hb氧亲和力的影响
          - 机制：氢离子影响Hb的构象；与Hb结合成盐键；促进R型转换为T型
          - 意义：在肺部 酸度低 提高亲和力 促进氧合；在组织 酸度高 降低亲和力 促进氧解离
        - 2,3–二磷酸甘油酸：糖酵解产物
          - 升高：糖酵解增强 如 贫血，高山低氧等条件；利于氧的解离 改善缺氧
          - 降低：糖酵解减弱或停止 如 保存3周后的血液；不利于氧解离 组织中释放的氧少
        - CO：与血红蛋白的亲和力 250倍于O_2；影响Hb与氧结合；妨碍氧解离

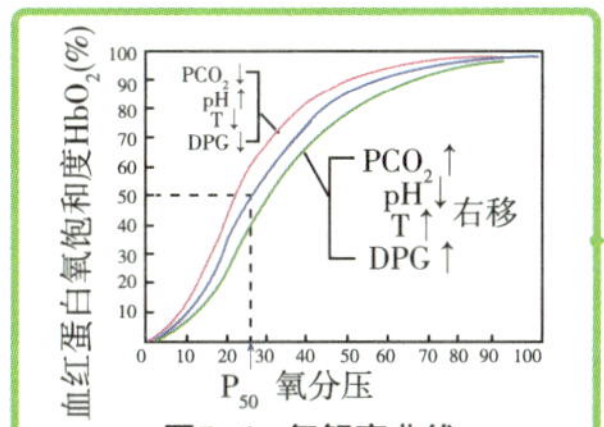

图5–4　氧解离曲线及其影响因素

  - CO_2的运输
    - 运输形式：物理溶解（5%）；化学结合（95%）：碳酸氢盐（88%）；氨基甲酰Hb（7%）
    - 红细胞参与CO_2运输
      - 含高浓度碳酸酐酶：CO_2进入红细胞；变成HCO_3^-；HCO_3^-转入血浆
      - 含高浓度的Hb：CO_2与Hb上的氨基结合；形成氨基甲酰Hb；迅速可逆，无需酶催化
    - CO_2解离曲线
      - 线性
      - 组织CO_2释放量：差值 4ml/100ml血液；动脉血PCO_2 40mmHg 100ml血液含有CO_2 48.9ml；混合静脉血PCO_2 45mmHg 100ml血液含有CO_2 52.9ml
      - 霍尔登效应
        - 氧气与Hb结合促进CO_2释放
        - 原因：去氧Hb与CO_2的结合能力强；氧合血红蛋白（HbO_2）与CO_2的结合能力弱
        - 意义：在肺部 O_2与血红蛋白结合促进CO_2释放；在组织 HbO_2释放氧结合CO_2 形成氨基甲酰血红蛋白

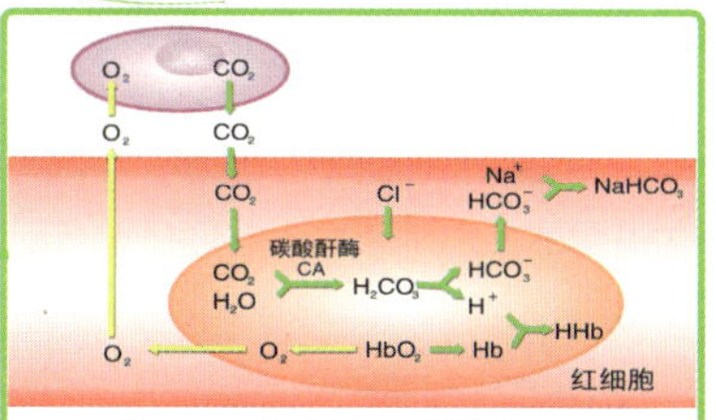

图5–5　红细胞将CO_2转化成HCO_3^-

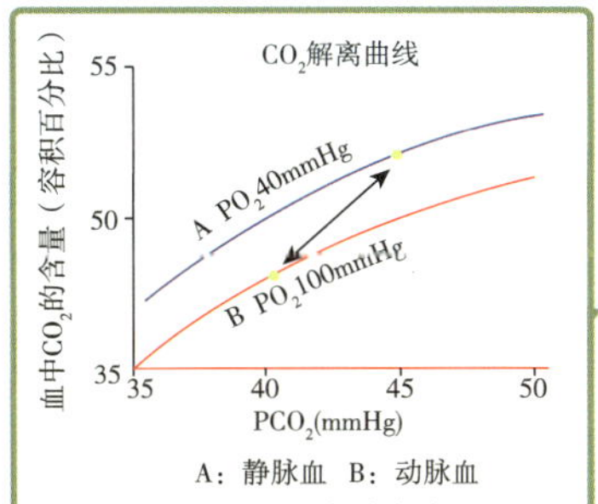

图5–6　CO_2解离曲线

二、肺通气

肺通气

- 定义
  - 过程：气体由外部环境进入肺
  - 呼吸肌舒缩→胸廓扩大缩小→胸膜腔耦联→肺的扩大和缩小→肺内压周期性变化→气体由呼吸道进出
- 原理
  - 动力
    - 直接：肺内压与大气压之差
    - 原动力：呼吸运动

相关结构

- 呼吸道
  - 传导气道：从鼻到终末细支气管
  - 无交换功能
- 肺
  - 肺泡
  - 不能主动扩大缩小
  - 气体交换的场所
- 胸廓
  - 胸廓运动
  - 肺通气的原动力
- 胸膜腔
  - 耦联肺与胸膜
  - 维持肺的扩张状态
  - 使肺随胸膜运动

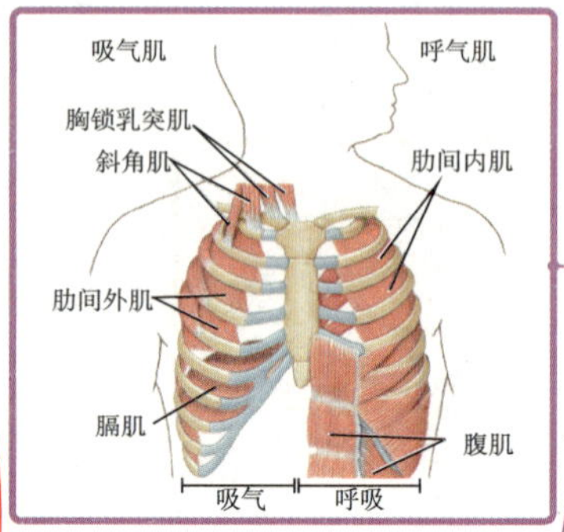

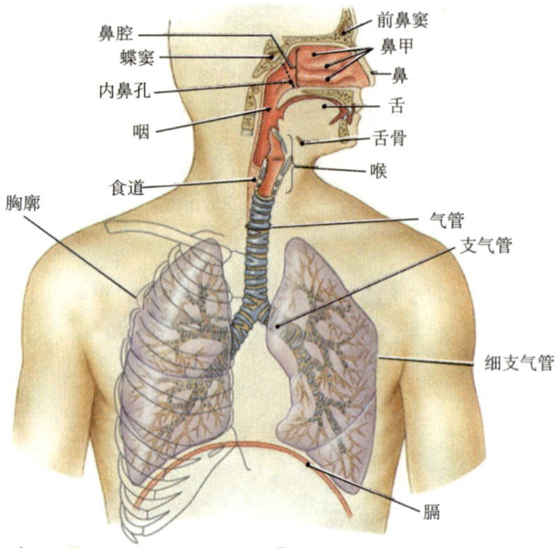

动力

- 原动力：呼吸运动
  - 概念：呼吸肌收缩和舒张引起
    - 胸廓
      - 节律性
      - 扩大和缩小
    - 吸气肌：收缩使胸廓扩大
      - 例如
        - 肋间外肌：增加胸廓上下径
        - 膈肌：增加胸廓的左右径
    - 呼气肌：收缩使胸廓缩小
      - 例如
        - 肋间内肌
        - 腹肌
  - 分类
    - 分类1
      - 平静呼吸
        - 安静状态下的呼吸：12~18次/分
        - 吸气：主动
          - 膈肌和肋间外肌收缩
          - 胸廓增大，肺容积增大
          - 肺内压低于大气压
        - 呼气：被动
          - 膈肌和肋间外肌舒张
          - 肺弹性回缩
          - 肺内压高于大气压
      - 用力呼吸
        - 运动，缺氧等
        - 加深加快的呼吸
          - 吸气主动：吸气肌、辅助吸气肌
          - 呼气主动：辅助呼气肌
    - 分类2
      - 胸式呼吸
        - 肋间外肌为主
        - 胸壁起伏明显
      - 腹式呼吸
        - 膈肌为主
        - 腹部起伏明显
- 直接动力
  - 肺内压与大气压之差
  - 使气体能够进出肺
- 动力的传递：胸膜腔
  - 作用：耦联胸廓与肺
  - 特点
    - 潜在性密封的腔隙
      - 脏层胸膜：肺表面
      - 壁层胸膜：胸廓内面
    - 含有少量浆液
      - 两层胸膜贴在一起
      - 润滑作用：减少摩擦力
    - 胸膜腔内压=-肺的回缩力
      - 平静呼吸时为负压：−10~−3mmHg
      - 紧闭声门，用力呼气：正压，可达+110mmHg

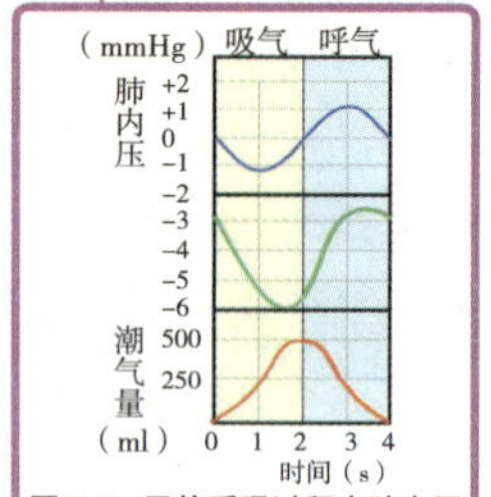

图5-6 平静呼吸过程中肺内压胸膜腔内压和潮气量的变化

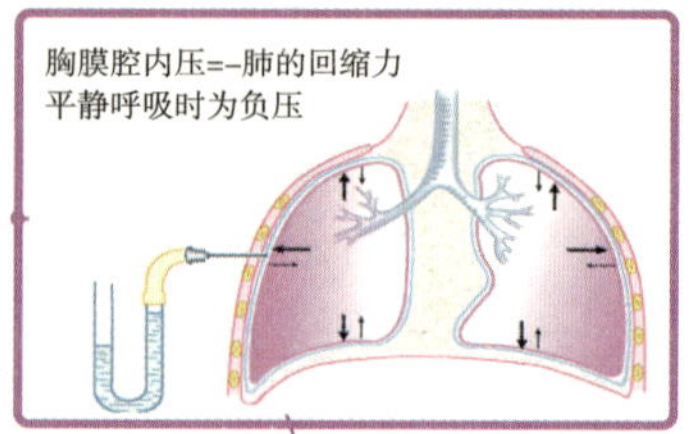

阻力

- 弹性阻力（70%）
  - 概念
    - 弹性组织
    - 对抗变形的力
  - 分类
    - 肺的弹性阻力
      - 肺组织本身（1/3）：弹性回缩力：肺越大，阻力越大
      - 肺泡气-液表面张力（2/3）
        - 肺泡内压力计算公式：P=2T/r
          - T为表面张力
          - r为肺泡半径
          - 根据公式
            - 肺泡越小，压力越高
            - 小肺泡内气体流入大肺泡：小肺泡塌陷
        - 影响因素：肺表面活性物质
          - 降低表面张力
          - 化学本质：DPPC：二棕榈酰卵磷脂
          - 意义
            - 维持肺泡稳定性
              - 小肺泡不会塌陷
              - 大肺泡不会膨胀
            - 减少肺组织液的生成
            - 降低吸气阻力：提高肺顺应性
    - 胸廓的弹性阻力：胸廓的弹性成分
- 非弹性阻力（30%）
  - 概念
    - 动态阻力
    - 气体流动时产生
  - 分类
    - 惯性阻力
    - 粘滞阻力
    - 气道阻力（占80%~90%）：摩擦阻力
      - 产生
        - 气体流经气道时
        - 气体与气道之间
        - 气体分子之间
      - 影响因素
        - 气体流速：流速越快，阻力越大
        - 气道的管径：管径越细，阻力越大
      - 影响管径的因素
        - 跨壁压
          - 吸气时跨壁压增大
          - 呼气跨壁压减小→气道塌陷→阻力增大
        - 肺实质对气道的牵引作用：吸气时肺实质对气道的牵张力大→气道阻力减少
        - 自主神经
          - 交感：平滑肌舒张→管径变大→气道阻力减少
          - 副交感：平滑肌收缩→管径缩小→气道阻力增加
        - 体液因素
          - 气管平滑肌舒张：如 肾上腺素，去甲肾上腺素
          - 气管平滑肌收缩：如 白三烯，内皮素

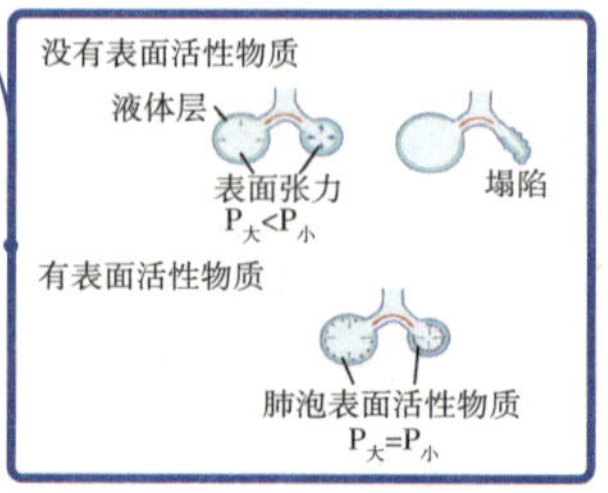

评价指标

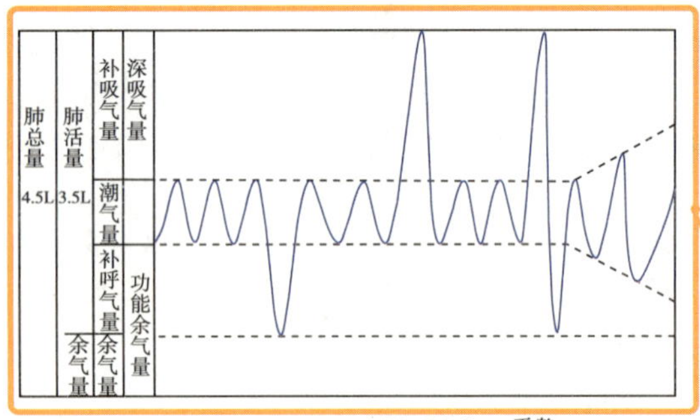

- 肺容量
  - 潮气量
    - 平静呼吸时：400~600ml
    - 每次呼吸时吸入或呼出的气量
  - 补吸气量
    - 平静吸气后再吸气：1500~2000ml
    - 反映吸气的贮备量
  - 补呼气量
    - 平静呼气末再呼出的气量：900~1200ml
    - 反映呼气的贮备量
  - 余气量
    - 最大呼气末尚存于肺内的气量：1000~1500ml
  - 功能余气量
    - 平静呼气末尚存于肺内的气量
    - 补呼气量 + 余气量
  - 肺活量
    - 尽力吸气后能呼出的最大气体量
    - 潮气量 + 补吸气量 + 补呼气量
    - 反映一次通气的最大能力
    - 无时间限制
  - 用力肺活量
    - 尽力吸气后，再尽力尽快呼出的最大气量
    - 略小于肺活量
    - forced vital capacity，FVC
  - 时间肺活量
    - 尽力吸气后，再尽力尽快呼气，在第1、2、3秒末呼出的气量
    - TVC_1、TVC_2、TVC_3：TVC(timed vital capacity)
    - 一般用百分数表示：$TVC_t/FVC\times100\%$
    - 排除肺容积差异影响
  - 肺总量
    - 肺容纳的最大气量：肺活量+余气量
    - 正常值：男：5000ml；女：3500ml
- 肺通气量
  - 定义：每分钟进入或呼出的气体总量
  - 平静呼吸时：潮气量×呼吸频率：6~9L（潮气量500ml，呼吸频率12~18次/分）
  - 最大随意通气量
    - 尽力做深快呼吸时每分钟能吸入或呼出的最大气量
    - 70~120L
    - 贮备力
- 肺泡通气量
  - 每分钟进入肺泡的新鲜空气量
  - （潮气量−生理无效腔）×呼吸频率
  - 生理无效腔
    - 解剖无效腔
      - 传导气道
      - 无交换功能
      - 约150ml
    - 肺泡无效腔
      - 没有血流通过
      - 由于肺内血流分布不均匀
      - 没有参与气体交换的肺泡容量

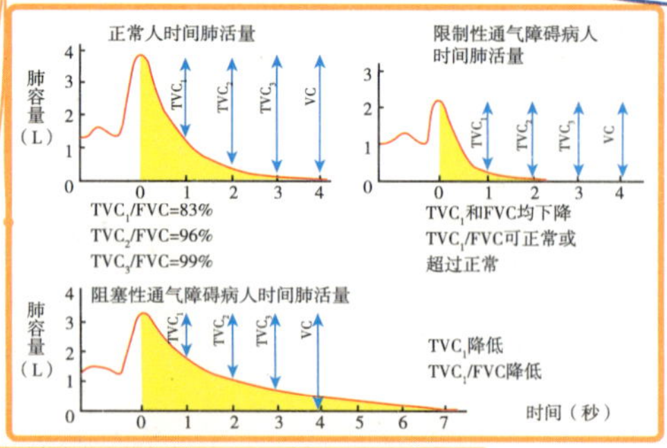

潮气量（ml）	呼吸频率（次/分钟）	每分通气量（ml/min）	肺泡通气量（ml/min）
500	16	8000	5600
1000	8	8000	6800
250	32	8000	3200

深慢呼吸有利于提高肺泡通气量

三、呼吸运动的调节

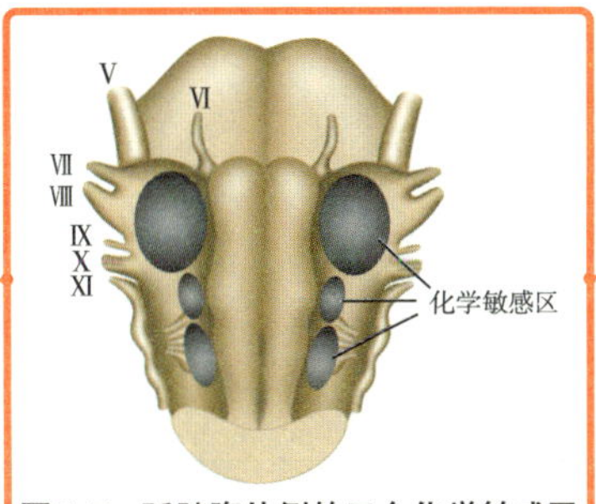

图5-7　延髓腹外侧的三个化学敏感区

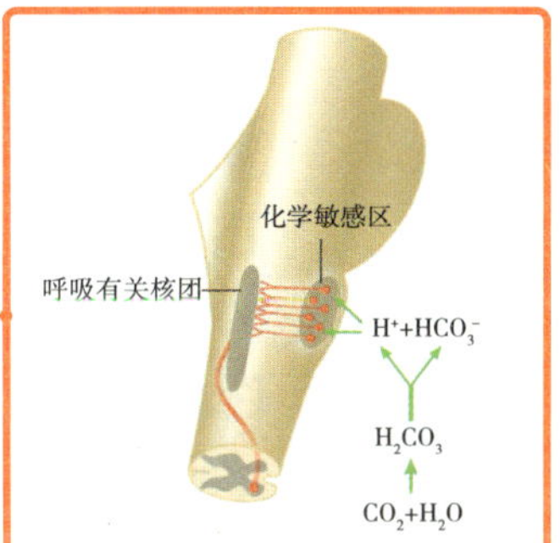

图5-8　中枢化学感受器感受脑脊液中$[H]^+$

化学感受性反射

- 感受器
  - 中枢
    - 延髓腹外侧浅表部位 —— 感受脑脊液中氢离子的浓度
  - 外周
    - 位置：颈动脉体；主动脉体
    - 感受动脉血：氢离子浓度；二氧化碳分压；氧分压
- 刺激物及反应
  - CO_2
    - 一定浓度的CO_2 —— 维持呼吸中枢兴奋的刺激物
    - 浓度升高
      - 一定范围内升高 —— 呼吸加深加快
      - 过高 —— 中枢抑制——二氧化碳麻醉
    - 浓度过低 —— 呼吸抑制
    - 感受器
      - 直接作用于外周化学感受器（占20%）
      - 转变为H^+作用于中枢化学感受器（占80%）
  - H^+
    - 浓度升高 —— 呼吸加深加快
    - 动脉血中$[H^+]$ —— 外周化学感受器
    - 脑脊液中$[H^+]$ —— 中枢化学感受器
      - 敏感性高
      - 25倍于外周
      - 来源于外周中CO_2
  - 氧分压
    - 降低 —— 呼吸加深加快
    - 不是维持正常呼吸的主要刺激物 —— 低于80mmHg
    - 病理条件下驱动呼吸
      - 如 肺心病
        - 长期CO_2潴留
        - 感受器对CO_2发生适应
      - 低氧驱动呼吸 —— 主要

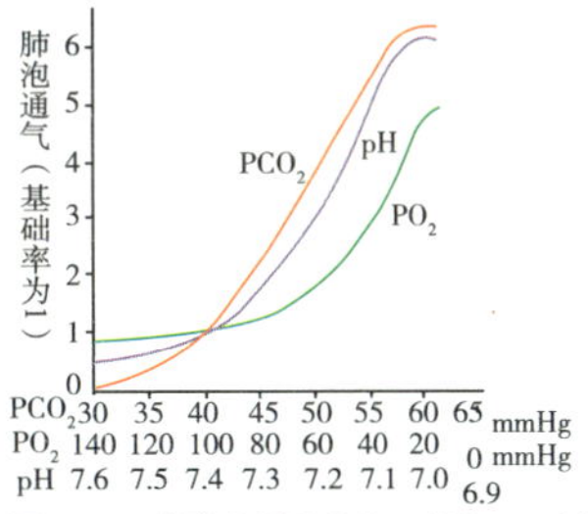

图5-9　动脉血液PCO_2、PO_2、pH改变对肺泡通气的影响

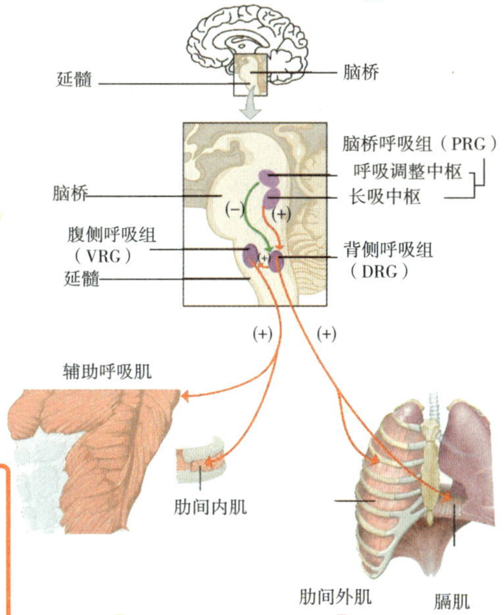

肺牵张反射

- 又称黑-伯反射
- 分类
  - 肺牵张反射
    - 过程：扩张肺→抑制吸气
    - 意义：促进吸气转换为呼吸；防止肺过度扩张
  - 肺萎陷反射
    - 过程：肺萎陷→抑制呼吸
    - 意义：促进呼气转换为吸气；防止肺过度萎陷
- 牵张感受器 —— 平滑肌内 —— 从气管到细支气管
- 传入神经 —— 迷走神经 —— 若切断双侧迷走神经 —— 呼吸变深变慢

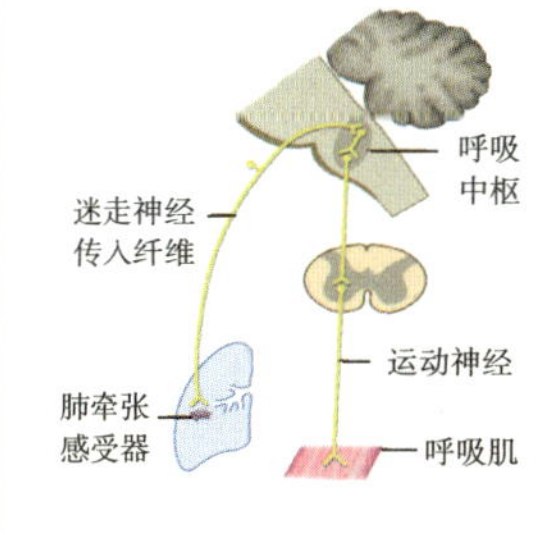

图5-10　肺牵张反射示意图

呼吸中枢

- 实质
  - 神经细胞群 —— 调控呼吸运动：产生节律；调节
- 定位
  - 脊髓
    - 初级中枢
    - 位置
      - 3~5颈髓 —— 膈肌
      - 胸段 —— 肋间肌和腹肌
    - 功能
      - 联系：高位中枢；呼吸肌
      - 参与 —— 初级整合
  - 低位脑干
    - 位置
      - 左右对称
      - 三个区域
        - 延髓背内侧
          - 背侧呼吸组（DRG）：dorsal respiratory group；含吸气神经元
          - 作用 —— 吸气肌收缩
        - 延髓外侧
          - 腹外侧呼吸组（VRG）：ventral respiratory group；含呼气神经元
          - 作用 —— 呼吸肌收缩
        - 脑桥头端背侧
          - 脑桥呼吸组（PRG）：pontine respiratory group；含呼气神经元
          - 作用：抑制吸气；使吸气向呼吸转化
    - 功能
      - 实现呼吸的自动调节
      - 三级呼吸中枢学说
        - 延髓 —— 呼吸节律基本中枢 —— 产生基本节律：起步细胞学说；神经元网络学说
        - 脑桥 —— 呼吸节律的调整中枢
          - 上部 —— 呼吸调整中枢 —— 抑制吸气
          - 中下部 —— 长吸中枢 —— 兴奋吸气
  - 高位中枢
    - 位置：边缘系统；下丘脑；大脑皮层
    - 功能 —— 实现呼吸运动的随意控制
      - 大脑皮层：皮质脊髓束；皮质脑干束
      - 随意调节与自主调节的下行通路是分开的
      - 完成 —— 呼吸相关活动 —— 说话、唱歌、哭笑、吞咽

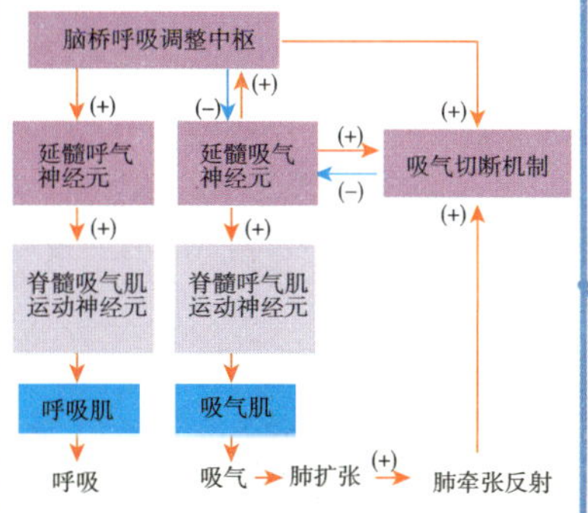

图5-11　呼吸节律形成示意图

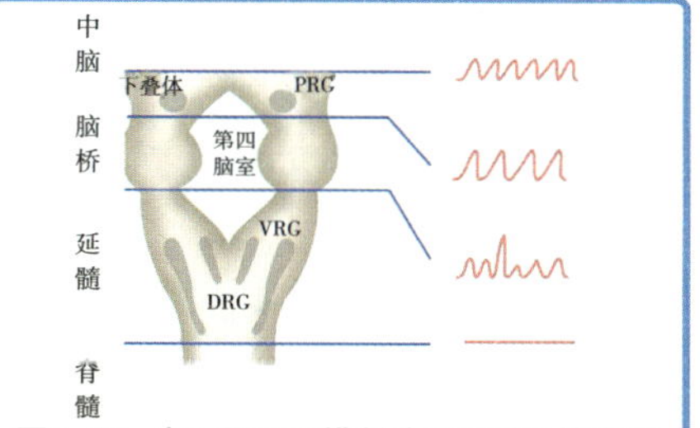

图5-12　在不同平面横断脑干后呼吸的变化

其他反射调节

- 呼吸肌本体感受性反射
- 防御型呼吸反射：咳嗽反射；喷嚏反射

第六章　消化系统

一、消化道和消化腺

消化系统的功能

- 食物的消化和吸收
  - 消化
    - 定义
      - 过程：营养物质；大分子变成小分子
    - 分类
      - 机械性：平滑肌运动；包括：磨碎、推进、混合；形变
      - 化学性：消化液酶解；切断分子内化学键；质变
  - 吸收
    - 过程：消化后的食物；通过消化道黏膜上皮；进入血液/淋巴循环
- 内分泌功能
  - 含多种内分泌细胞
    - 数量：总量大于其他部位内分泌细胞之和
    - 分泌激素
      - 含氮类激素：胺类、肽类、蛋白类
      - 统称胃肠激素：40多种
        - 功能
          - 调节：腺体分泌、肠道运动、其他激素分泌
          - 营养
    - 统称：APUD：amine precusor uptake and decarboxylation cell
      - 胺前体摄入和脱羧细胞
      - 分类：开放型、闭合型

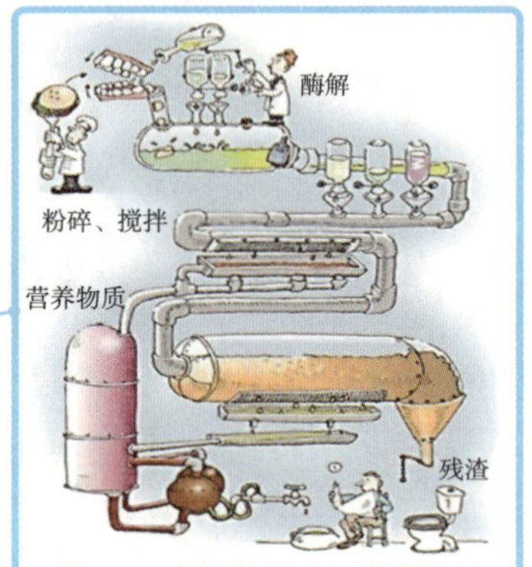

图6-1　食物的消化和吸收原理

名称	细胞名称	主要分布部位
促胃液素	G细胞	胃窦、十二指肠
促胰液素	S细胞	十二指肠、空肠
缩胆囊素	I细胞	十二指肠、空肠
抑胃肽	K细胞	十二指肠、空肠

消化系统组成

消化腺	唾液腺	胃腺	胰腺	肝脏	肠腺	
流入部位	口腔	胃	小肠	小肠	小肠	大肠
消化液	唾液	胃液	胰液	胆汁	小肠液	肠液
消化酶	淀粉酶	胃蛋白酶	胰淀粉酶 胰脂肪酶 胰蛋白酶 糜蛋白酶	—	肠激酶	淀粉酶 二肽酶

- 消化道：口腔和食管、胃、小肠、大肠
- 消化腺：唾液腺、胃腺、胰腺、肝脏、小肠腺、大肠腺

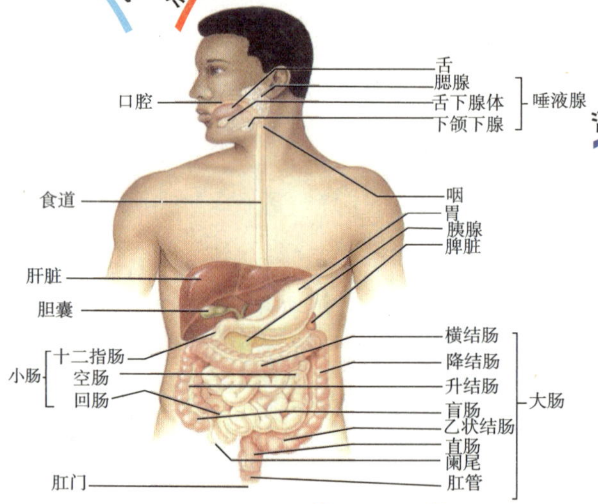

消化道平滑肌

- 一般生理特性
  - 收缩性：缓慢
  - 自律性：低且不规则；与心肌比
  - 紧张性：持续微弱收缩；维持基础压力
  - 伸展性：易于容纳
  - 感染性
    - 敏感刺激：牵张、温度、化学
    - 不敏感：电、切割

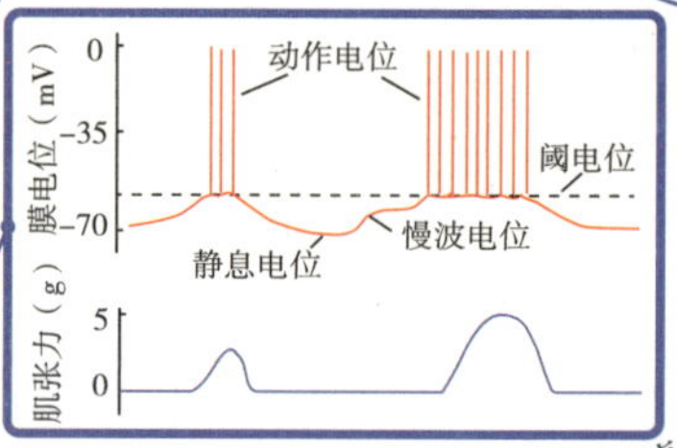

- 电生理特性
  - 静息电位
    - 特点：幅值小（-50到-60mV）；有一定波动
  - 慢波电位
    - 慢波
      - 静息电位基础上：自发产生；节律性（3~12次/分）；电位波动（幅度0~15mV）
      - 起源于Cajal间质细胞
    - 决定平滑肌收缩的节律：又称基本电节律
    - 决定平滑肌收缩的强度：慢波幅度越高；爆发的AP数目越多，收缩越强
  - 动作电位(AP)
    - 在慢波电位的基础上发生：速度慢、幅度低、时程长
    - 构成
      - 上升支：慢钙通道；大量钙内流；少量钾外流
      - 下降支：钾通道；钾离子外流
    - 引起平滑肌的收缩

消化道的神经支配

- 外来神经丛
  - 副交感
    - 乙酰胆碱
      - M受体：平滑肌收缩、腺体分泌增多、括约肌舒张
    - 抑制胆碱能神经元
  - 交感
    - 去甲肾上腺素：平滑肌舒张、腺体分泌减少、括约肌收缩
- 内在神经丛
  - 分类
    - 黏膜下神经丛：调节消化道分泌、局部血流量
    - 肌间神经丛：调节消化道运动
  - 有完整反射弧：可以完成局部反射
  - 受外来神经支配：中继站

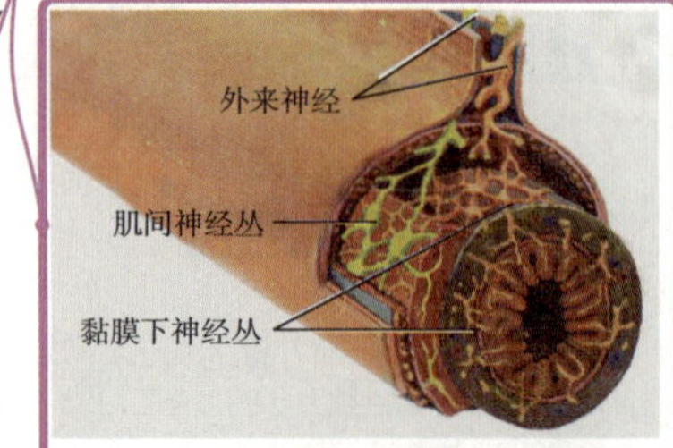

图6-2　肠道内的神经丛示意图

消化道管壁

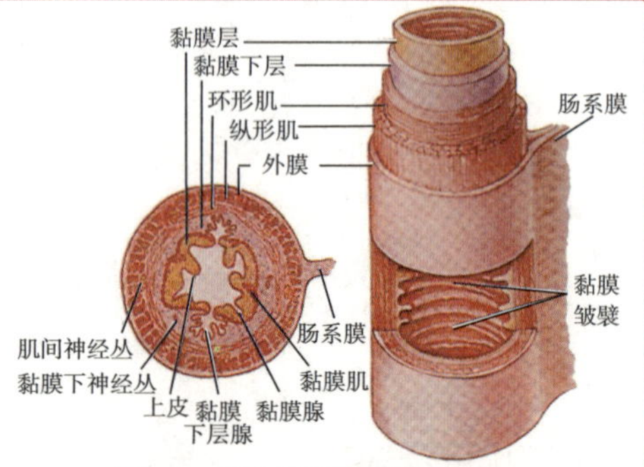

图6-3　消化道管壁的基本结构

消化液

- 分泌量：6~8L/天
- 成分
  - 水：稀释、等渗、易于吸收
  - 电解质：提供适宜pH；酶活性
  - 消化酶：化学性消化；分子剪刀
  - 黏液：保护黏膜
  - 其他：如，抗体；保护黏膜

二、胃内的消化和吸收

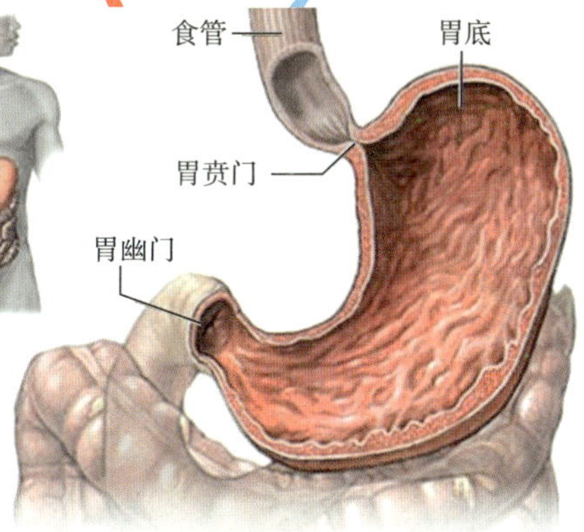

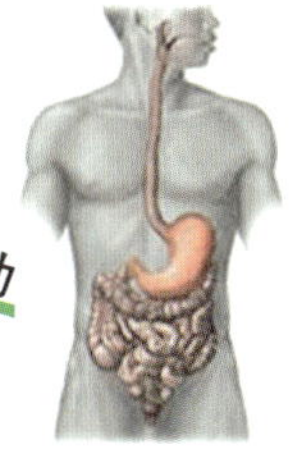

胃的概述

- 消化道最膨大的部分
  - 暂时贮存和消化食物
- 消化
  - 化学性
    - 胃液
      - 无色无味，酸性
      - 1.5~2.5L/d
        - 基础分泌 — 空腹 — 量少
        - 消化期分泌 — 量大
  - 机械性
    - 胃的运动 — 食物的状态 — 食糜
- 吸收
  - 水
  - 乙醇
  - 其他药物

胃的运动

- 消化期
  - 紧张性收缩
    - 保持胃的
      - 位置
      - 形态
      - 胃内压
  - 容受性舒张
    - 容纳贮存
  - 蠕动
    - 混合
    - 推进
      - 方向 — 从胃到十二指肠 — 3次/分钟
      - 速度
        - 流体>固体
        - 等渗>高渗
        - 糖>蛋白>脂肪
      - 作用 — 胃排空
        - 时间 — 混合食物4~6小时 — 一日三餐
        - 动力=胃内压-（十二指肠内压+幽门阻力）
        - 特点
          - 间断进行
          - 与十二指肠内的消化相适应
          - 受神经-体液调节
- 消化间期
  - 移行性复合运动
    - 清道夫作用
    - 肠道自洁
      - 强有力
      - 间歇性
    - 将食物残渣和黏液向小肠推进

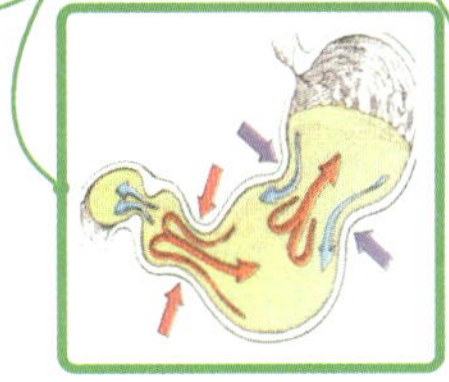

胃液

- 组成
  - 盐酸
    - 壁细胞 — 质子泵
    - 作用
      - 提供酸性环境
      - 胃蛋白酶激活
      - 促进铁和钙的吸收
      - 蛋白变性 — 利于吸收
      - 杀灭微生物 — 保护
      - 促进其他消化液分泌 — 如 胰液
  - 胃蛋白酶原
    - 主细胞分泌
    - 功能 — 被盐酸激活 — 胃蛋白酶
      - 蛋白分解为䏡和胨
      - 激活胃蛋白酶
        - 正反馈
        - 自身激活
  - 黏液和碳酸氢盐
    - 黏膜非泌酸细胞 — 碳酸氢根
    - 黏液颈细胞/油门腺/贲门腺 — 分泌黏液
    - 黏液-碳酸氢盐屏障 — 碱性凝胶 — 保护作用
      - 防酸
      - 防机械损伤
      - 防酶解
  - 内因子
    - 胃内结合和保护$VitB_{12}$
    - 促进$VitB_{12}$在回肠末段吸收

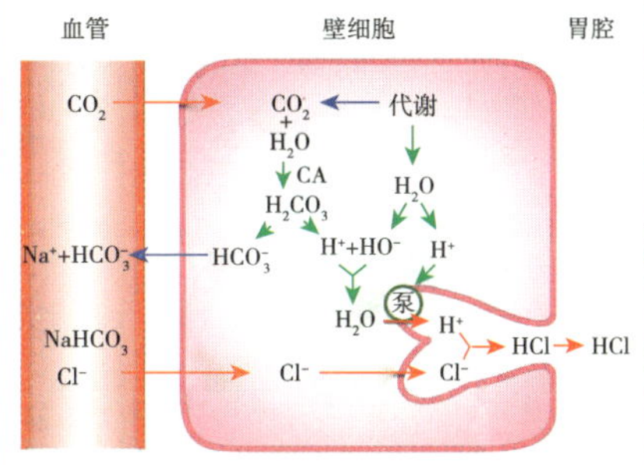

图6-4 壁细胞分泌盐酸的机制

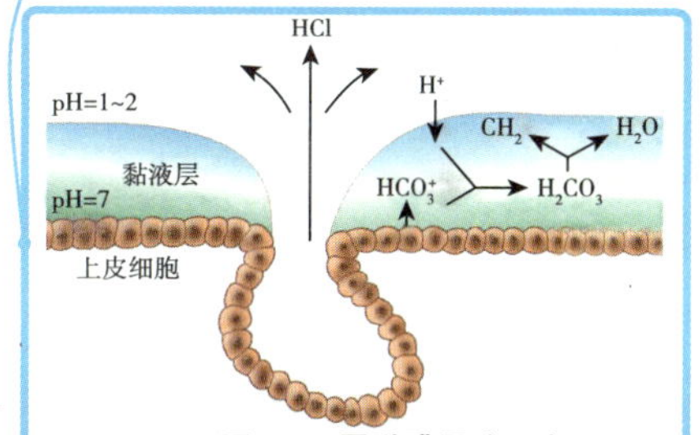

图6-5 胃黏膜屏障示意图

胃液分泌调节

- 内源性促进因素
  - 食物是自然刺激物
    - 机械扩张
    - 化学刺激 — 水解产物
  - 乙酰胆碱
    - 迷走神经释放
    - 作用 — 壁细胞M_3受体
  - 促胃液素
    - G细胞分泌
      - 胃窦
      - 小肠上段
    - 作用 — 壁细胞 — 促进胃酸分泌
  - 组胺
    - 肠嗜铬样细胞（ECL）分泌 — 胃酸分泌
    - 作用 — 壁细胞H_2受体 — 最强刺激因素
- 内源性抑制因素
  - 盐酸
    - 负反馈调节胃液分泌 — 保护
    - 盐酸分泌过多
      - 表现
        - 胃内pH降至1.2~1.5
        - 十二指肠内pH<2.5
      - 作用
        - 抑制胃窦G细胞 — 促胃液素分泌减少
        - 促进胃窦δ细胞 — 分泌生长抑素 — 抑制G细胞
  - 脂肪
    - 在小肠内
      - 促进肠抑胃素的分泌 — 抑制胃液的分泌
      - 刺激小肠黏膜分泌
        - 促胰液素
        - 球抑胃素
  - 高张溶液
    - 十二指肠内 — 渗透压感受器 — 胃肠反射 — 抑制胃液分泌
    - 小肠内 — 肠抑胃素

胃腺的结构

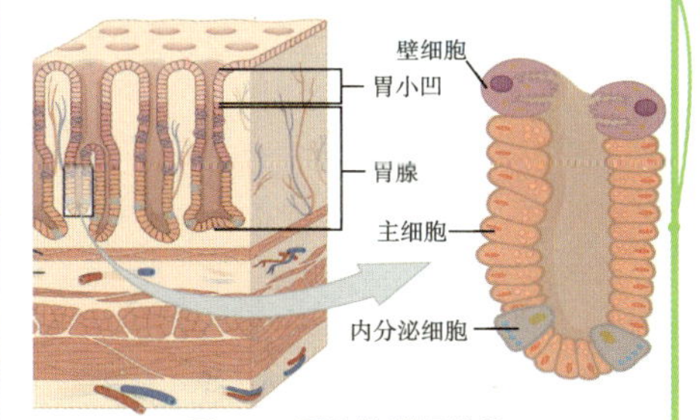

图6-6 胃腺的微细结构

消化期胃液的分泌

- 分3期
  - 几乎同时
  - 相互重叠
  - 按照食物刺激部位
- 各期特点
  - 头期（30%）
    - 食物刺激头面部的感受器
      - 条件反射和非条件反射
      - 传出为迷走神经
        - 直接 — 壁细胞
        - 间接 — G细胞 — 促胃液素
    - 以神经调节为主
    - 胃液的酸度高 — 酶含量大 — 消化能力强
  - 胃期（60%）
    - 食物对胃的刺激
      - 机械扩张
        - 通过反射
          - 迷走-迷走长反射
          - 局部反射 — 内在神经丛
        - 促胃液素
      - 食物水解成分 — 蛋白水解产物（主要） — 刺激G细胞
    - 神经和体液调节
    - 胃液的酸度高 — 酶含量较头期低 — 消化能力较头期弱
  - 肠期（10%）
    - 以体液调节为主 — 食物进入小肠 — 对肠壁牵张和化学刺激 — 引起胃肠激素分泌 — 如
      - 促胃液素
      - 肠泌酸素
    - 胃液的酸度低 — 酶含量低 — 消化能力弱

三、口腔和肠道内的消化与吸收

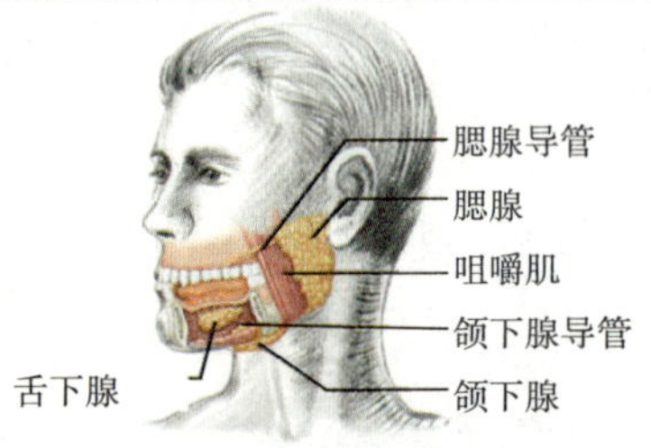

图6-7 人体的唾液腺示意图

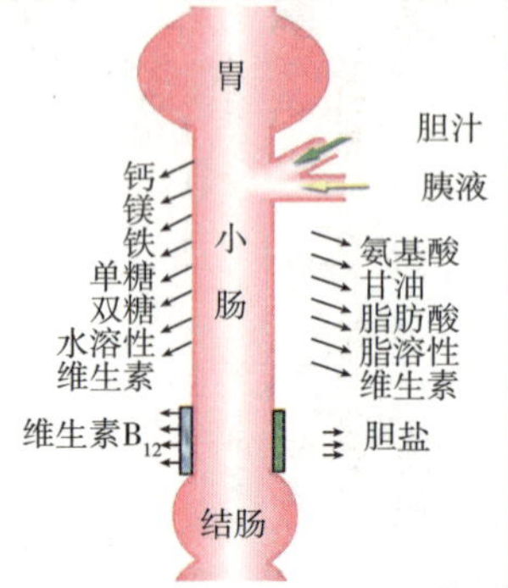

图6-8 小肠可以吸收的营养物质

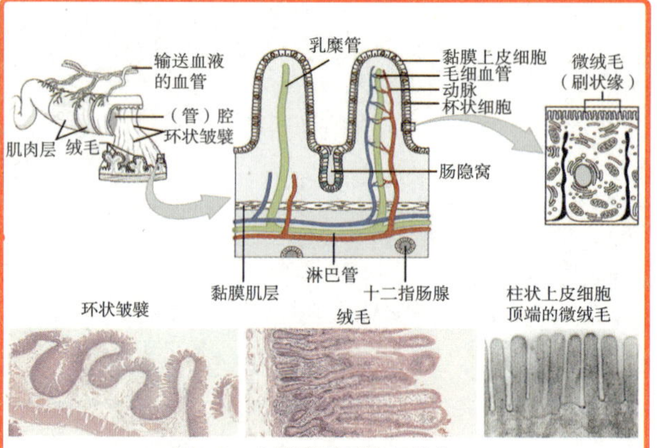

图6-9 小肠黏膜的微细结构

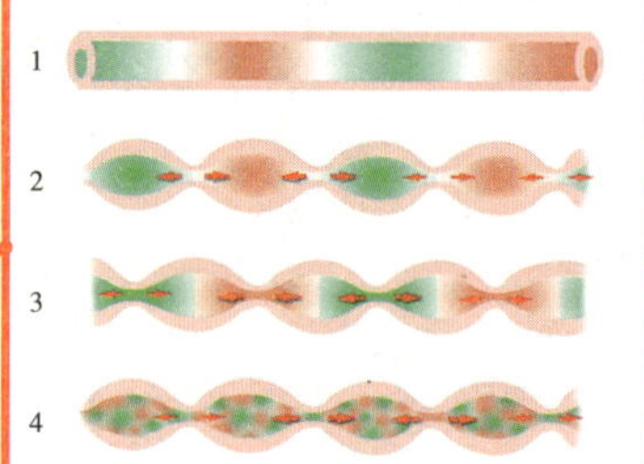

图6-10 小肠的分节运动示意图

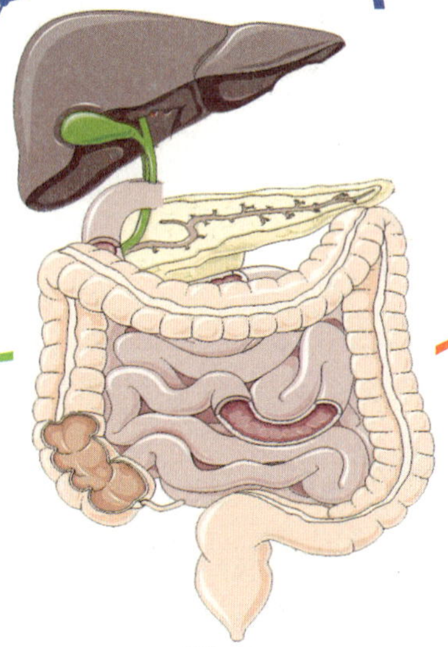

口腔
- 食物变成食团 — 利于吞咽
- 消化和吸收
  - 机械性
    - 运动
      - 咀嚼 — 粉碎食物
      - 搅拌 — 与唾液混合
      - 吞咽 — 复杂的反射 — 食团由口腔进入胃
  - 化学性
    - 唾液
      - 性状 — 中性，低渗，无色无味
      - 成分
        - 酶 — 唾液淀粉酶 — 淀粉→麦芽糖
        - 其他 — 水、黏液、溶菌酶等 — 清洁口腔；溶解食物，产生味觉；杀菌
      - 分泌
        - 基础分泌 — 0.5 ml/min — 湿润口腔
        - 调节 — 神经调节为主 — 条件反射；非条件反射
  - 吸收 — 某些脂溶性药物 — 如，硝酸甘油

大肠
- 没有重要的消化功能
- 功能
  - 80%水
  - 90%无机盐
  - 维生素B和K — 由肠道群合成
  - 分泌 — 大肠黏液 — 润滑粪便
  - 食物残渣加工 — 粪便 — 组成：食物残渣、脱落的上皮细胞、细菌、胆色素、无机盐
  - 暂时贮存和排出粪便
- 运动
  - 混合和推进 — 袋状往返；多袋推进；蠕动；集团蠕动
  - 排便 — 复杂反射

小肠
- 消化吸收的主要部位
  - 原因
    - 吸收面积大
      - 长 — 4~5米
      - 有 — 皱襞；绒毛；微绒毛
    - 停留时间长
    - 食物已经充分消化
    - 丰富的血管和淋巴管
  - 吸收种类多
  - 吸收量大
    - 糖 — 数百克
    - 蛋白 — 氨基酸50~100g
    - 脂肪 — >100g
    - 离子 — 50~100g
- 运动
  - 紧张性收缩 — 基础
  - 分节运动 — 小肠特有
    - 作用
      - 助消化 — 混合
      - 助吸收 — 增加接触面积
      - 利循环 — 挤压 — 血管；淋巴管
  - 蠕动
    - 作用 — 推进
    - 分类
      - 蠕动 — 从小肠到大肠
      - 逆蠕动 — 与蠕动相反
      - 蠕动冲 — 推动速度快，距离长 — 从十二指肠直接推入回盲瓣
- 消化液
  - 胰液
    - 1~2L/d — 无色无味；碱性
    - 最全面、消化力最强
      - 分解三大营养物质
      - 主要成分
        - HCO_3^- — 小导管上皮细胞分泌；中和胃酸 — 提供适宜pH
        - 胰酶
          - 淀粉酶 — 分解淀粉为 — 糊精；麦芽糖和麦芽寡糖
          - 蛋白酶原和糜蛋白酶原 — 激活 — 肠激酶 — 来自小肠液；分解蛋白 — 为小分子多肽和氨基酸
          - 脂肪酶 — 需要辅脂酶帮助 — 分解三酰甘油
          - DNA/RNA酶 — 被胰蛋白酶激活 — 分解DNA和RNA
          - 辅脂酶 — 帮助脂肪水解
      - 胰腺的外分泌部分泌
    - 分泌
      - 间歇分泌
        - 非消化期 — 少
        - 消化期
          - 头期（20%）— 神经调节为主 — 条件刺激和非条件刺激引起；传出为迷走神经
          - 胃期（10%~15%）— 神经和体液
          - 肠期（70%）— 体液调节为主 — 促胰液素；胆囊收缩素
      - 调节
        - 神经调节 — 迷走神经 — 作用于腺泡细胞 — 胰液 — 酶含量丰富；水和HCO_3^-少
        - 体液调节 — 主要激素
          - 促胰液素 — 小肠黏膜S细胞 — 作用于胰腺小导管上皮细胞 — 胰液 — 酶含量少；水和HCO_3^-丰富
          - 缩胆囊素 — 小肠黏膜I细胞 — 作用 — 腺泡细胞 — 胰液分泌增加；促进胆囊平滑肌收缩
  - 胆汁
    - 800~1000ml/d
    - 主要成分
      - 不含消化酶
      - 胆盐和胆固醇
        - 利胆作用 — 胆盐的肠-肝循环
        - 乳化脂肪 — 帮助脂肪消化吸收 — 促进脂溶性维生素A、D、E、K吸收
    - 持续 — 肝细胞分泌
    - 消化期排放 — 胆囊贮存
    - 分泌调节
      - 神经调节 — 迷走神经 — 胆囊轻度收缩
      - 体液调节
        - 胆囊收缩素 — 强烈收缩胆囊 — 排出胆汁
        - 促胰液素 — 胆管上皮细胞 — 分泌HCO_3^-和水
        - 胆盐 — 刺激肝细胞分泌胆汁 — 利胆作用
  - 小肠液
    - 1~3L/d — 弱碱性；等渗
    - 消化力不强
    - 功能
      - 稀释消化物——等渗 — 易于吸收
      - 肠激酶 — 激活胰蛋白酶原
    - 分泌调节
      - 局部反射（自身）— 最重要 — 壁内神经丛 — 食糜刺激肠黏膜 — 化学刺激；机械扩张刺激 — 最强
      - 自主神经 — 作用小
      - 体液调节 — 胃肠激素 — 有作用
      - 小肠内食糜量越大，小肠液分泌越多

第七章　能量代谢与体温调节

一、机体的能量代谢

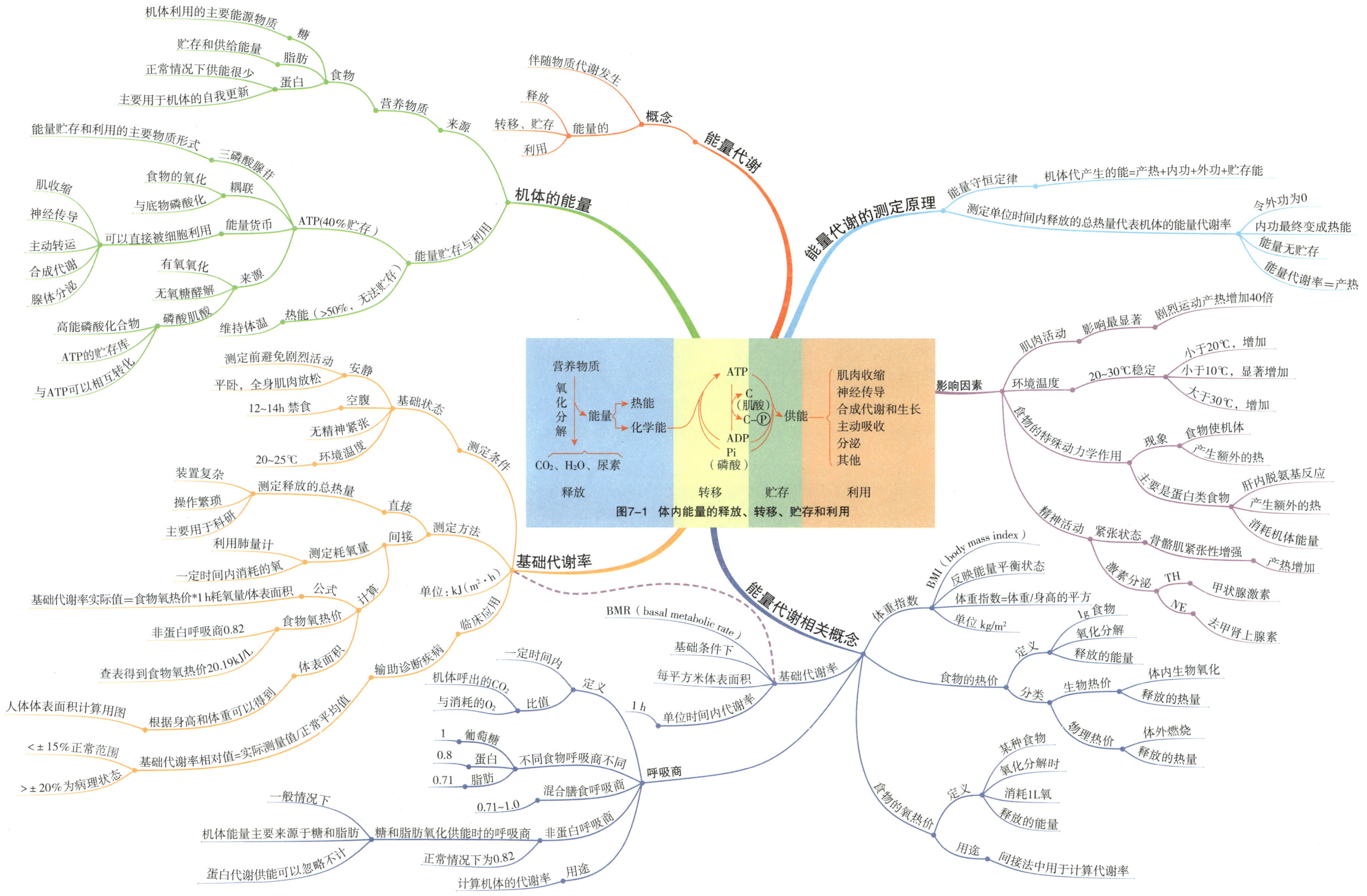

二、体温及其调节

体表温度和核心温度
- 表层温度
  - 指皮肤/皮下组织/肌肉的温度
  - 不稳定
    - 受环境温度的影响
  - 与体表局部血流量有关
- 核心温度
  - 机体深部的温度
    - 即通常所说的体温
  - 稳定
    - 波动<1℃
  - 正常体温
    - 直肠：36.9~37.9℃
    - 口腔：36.7~37.7℃
    - 腋窝：36~37.4℃

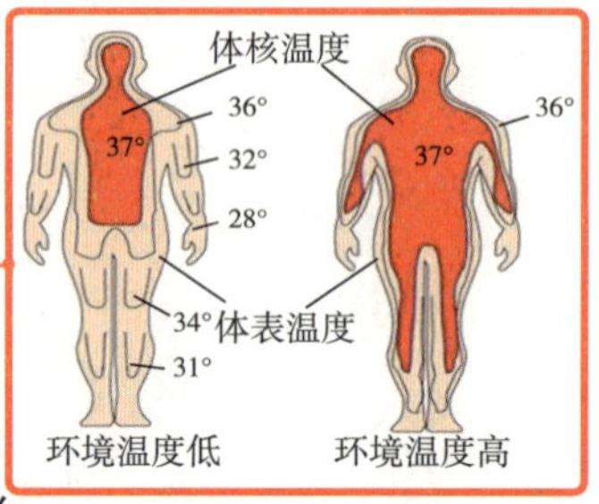

体温的神经调节
- 分类
  - 行为性体温调节
    - 有意识的行为
      - 身体缩成团——减少散热
      - 调节衣物量
      - 寻找适宜环境
  - 自主性体温调节
    - 无需意识参与
    - 体温中枢完成的反射
      - 调节皮肤血流量
      - 发汗
      - 寒战
    - 负反馈调节
- 自主性体温调节
  - 感受器
    - 外周
      - 游离神经末梢
      - 分类
        - 冷感受器：数量多
        - 热感受器：较少
    - 中枢
      - 神经元
        - 冷敏
        - 热敏
  - 中枢
    - 关键部位
      - 位置
        - 视前区-下丘脑前部
        - PO/AH区
      - 功能
        - 中枢温度感受器：感受局部温度
        - 接受外周传入信息：外周感受器
        - 整合信息
    - 其他中枢
      - 寒战中枢
      - 发汗中枢
      - 交感中枢
  - 传出神经
    - 交感神经
    - 副交感神经
  - 效应器
    - 皮肤
      - 血管
        - 收缩：血流量下降：散热减少
        - 舒张：血流量增加：散热增加
      - 汗腺
        - 发汗：分泌汗液：蒸发散热
    - 肌肉
      - 寒战：骨骼肌出现的寒冷性肌紧张
        - 屈肌和伸肌
          - 收缩舒张
          - 快速
          - 节律性
        - 不做外功
        - 产生大量的热
  - 体温调定点
    - 体温自动调节系统工作的临界点
    - 目标温度：正常值37℃
    - 当体温
      - 升高：散热↑
      - 降低：产热↑
    - 可重设定
      - 发烧时
      - 致热源→调定点↑
      - 体温上升是主动过程
    - 所有调节的目标：将体温调节至调定点

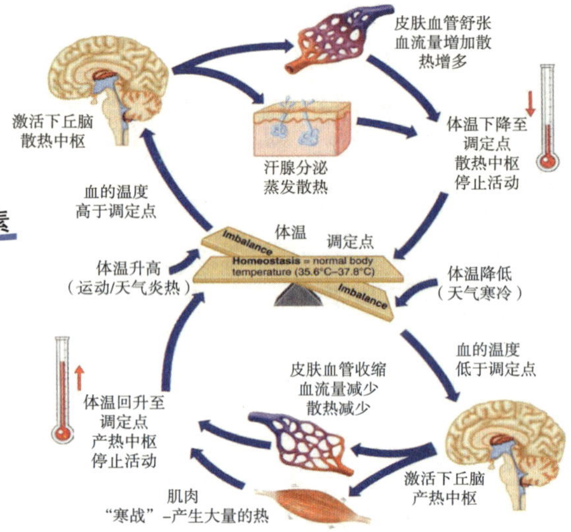

影响体温的因素
- 昼夜波动
  - 日周期
    - 清晨2~6时最低
    - 午后1~6时最高
    - 波动不超过1℃
  - 受下丘脑控制
    - 视交叉上核
      - 控制生物节律的关键部位
- 年龄
  - 儿童高：基础代谢率高
  - 老人低：基础代谢率低
  - 幼儿波动大
- 性别
  - 女性高于男性0.3℃
  - 女性随月经周期变化
    - 卵泡期较低
    - 排卵日最低
    - 排卵后（黄体期）升高0.3~0.6℃
- 肌肉活动
  - 运动时产热增加
  - 体温升高
- 增加产热的激素
  - 甲状腺激素
    - 作用特点
      - 最强
      - 作用缓慢
      - 持续时间长
    - 作用
      - 增强细胞代谢
      - 增加钠钾泵
        - 表达
        - 活性
      - 促进脂肪分解
      - 促进脂肪酸氧化
  - 生长激素/肾上腺素/去甲肾上腺素
    - 作用特点
      - 起效快
      - 作用时间短
    - 机制
      - 促进脂肪分解
      - 促进脂肪酸氧化

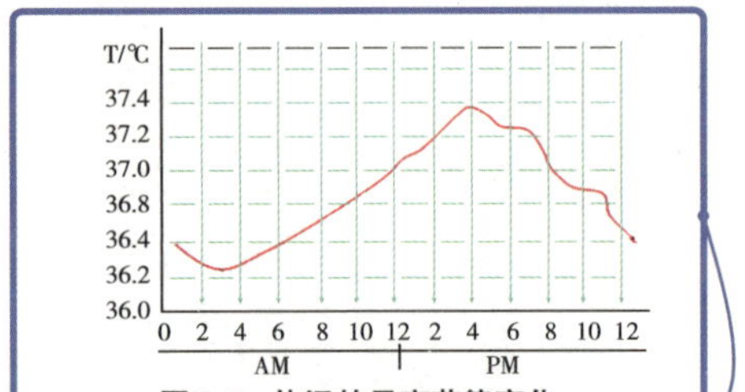

图7-2 体温的昼夜节律变化

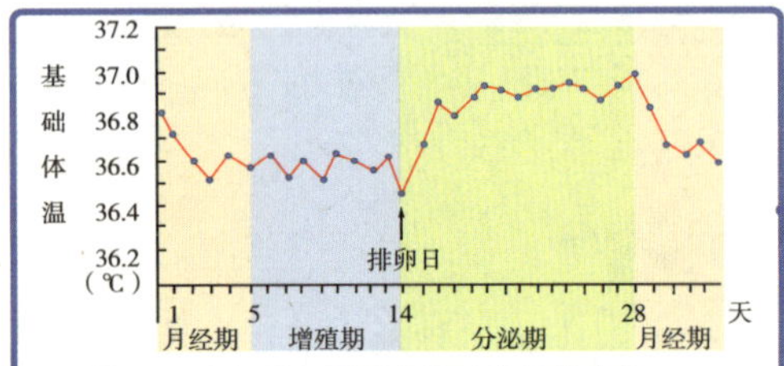

图7-3 女子月经周期中基础体温的变化

温度的长期调节
- 温度习服
  - 定义
    - 长期暴露于高温或低温环境
    - 慢慢产生的
    - 适应性变化
  - 分类
    - 冷习服
      - 耐寒和产热能力增强
        - 寒战阈值增加
        - 代谢性产热增强
          - 甲状腺激素水平升高
          - 细胞代谢率增加
    - 热习服
      - 耐热和散热能力增强
        - 皮肤血流量增加
        - 发汗
          - 阈值降低
          - 能力增强
        - 醛固酮分泌增加
          - 使钠排出减少
            - 尿
            - 汗液

产热与散热
- 产热
  - 主要器官
    - 安静
      - 脑
      - 肝脏
    - 运动
      - 肌肉
  - 形式
    - 基础代谢产热
    - 骨骼肌运动
    - 食物的产热效应
    - 寒战
    - 非寒战性产热
      - 代谢性产热
        - 棕色脂肪组织
- 散热
  - 主要器官
    - 皮肤
      - 血流量
  - 方式
    - 辐射
      - 主要
      - 热射线：无须介质
    - 传导
      - 作用小
      - 需直接接触
    - 对流
      - 比较重要
      - 以空气为介质
      - 受空气流速的影响
        - 风扇
        - 风
    - 蒸发
      - 环境温度超过体温后唯一散热方式
      - 水的气化带走热量
      - 分类
        - 不感蒸发
          - 皮肤和呼吸道黏膜
          - 1000ml/d
        - 可感蒸发
          - 发汗
          - 汗腺主动分泌汗液

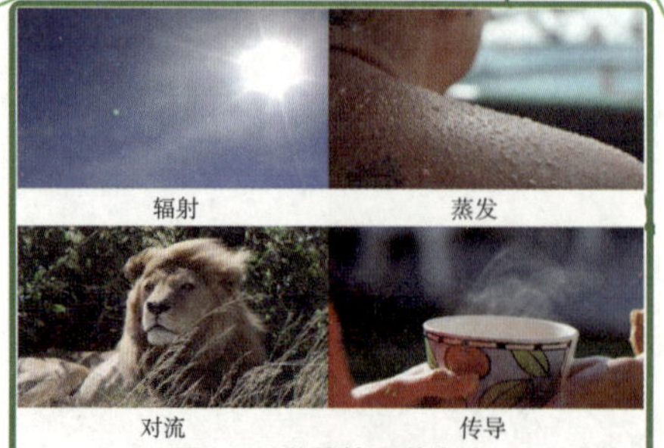

图7-4 散热的四种方式

第八章　泌尿系统

一、泌尿系统概述

泌尿系统

- 组成
  - 尿生成的部位：肾脏
  - 尿贮存和流出的管道：输尿管；膀胱；尿道
- 功能
  - 排出
    - 多余的水和电解质
    - 代谢终产物：肌酐；尿素
    - 药物原型和毒物
  - 维持内环境稳态
    - 维持平衡
      - 体内外水：排出多余的水
      - 渗透压：排出多余的盐
      - 酸碱：排酸保碱
      - 代谢产物
  - 分泌
    - 肾素
    - 促红细胞生成素
    - 其他

肾脏

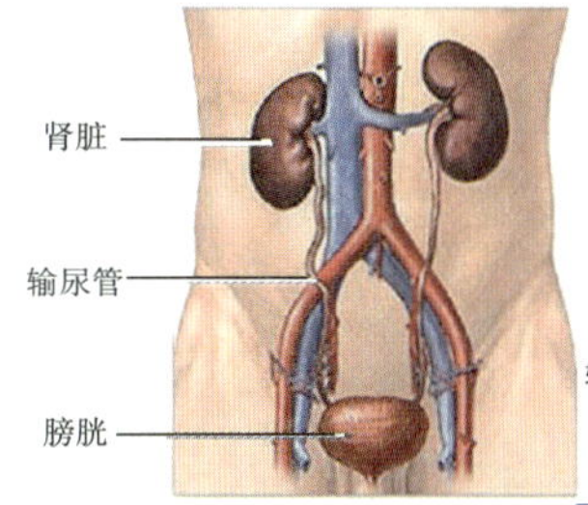

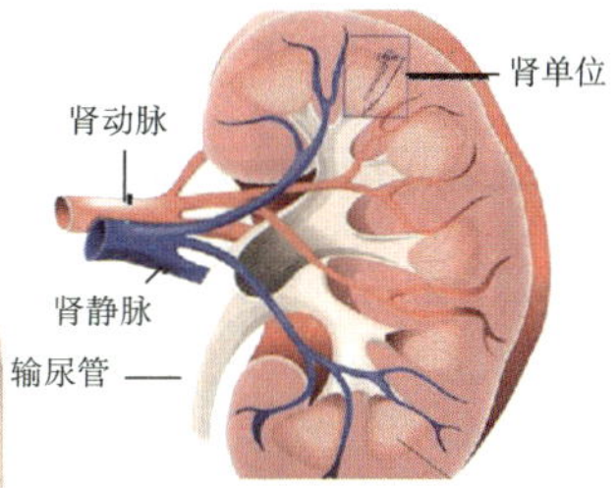

- 血液净化的场所
  - 血液发生超滤
  - 重吸收对机体有用的物质
  - 排出代谢终产物
- 两套管道
  - 血管
    - 肾动脉
      - 直接起自腹主动脉
      - 血流量大：约占心输出量的1/4；1200ml/min
      - 血流速度快
    - 有两级毛细血管
      - 肾小球毛细血管
        - 位于：入球小动脉与出球小动脉之间
        - 动脉毛细血管球
        - 特点：压力高，利于滤过
      - 肾小管周围毛细血管和U形直小血管袢
        - 出球小动脉再分支形成
        - 压力低，利用重吸收
  - 小管液和尿液流出的管道
    - 肾小管→集合管→乳头管→乳头孔→肾小盏→肾大盏→肾盂→输尿管
- 肾脏的结构
  - 肾实质
    - 肾皮质：浅层；富含血管；肉眼观呈颗粒状（肾小球）
    - 肾髓质：深层；较致密；肉眼观呈条纹状（内走行集合管）
  - 尿液引流空腔管道
    - 位于肾窦内
    - 包括：肾小盏；肾大盏；肾盂
- 基本结构和功能的单位：肾单位
  - 与集合管共同完成尿液生成
  - 组成
    - 肾小体
      - 肾小囊：杯状双层囊；肾小管起始；两层（脏层、壁层）
      - 肾小球：毛细血管球；动脉毛细血管袢；有孔内皮
    - 肾小管
      - 近端小管：近曲小管
      - 髓袢细段：降支细段；升支细段
      - 远端小管：升支粗段；远曲小管
  - 分类：两类

比较	皮质肾单位	近髓肾单位
分布	外、中皮质层	内皮质层
数量	多（85%~90%）	少（10%~15%）
功能	侧重滤过与重吸收	侧重浓缩与稀释
肾小球体积	小	大
入球和出球小动脉口径	入>出（2∶1）	入=出（1∶1）
髓袢长度	短	长

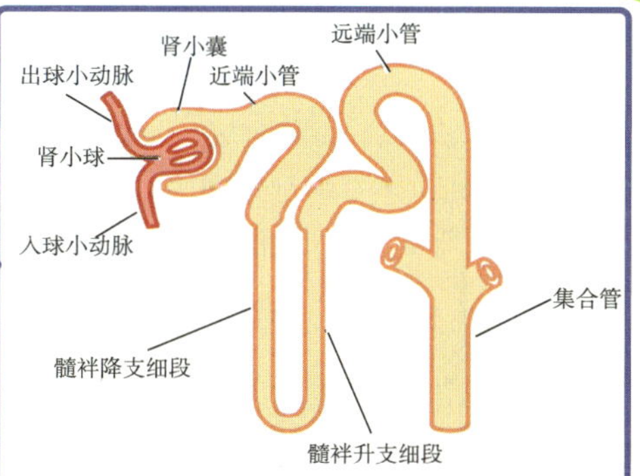

图8-3　肾单位的基本结构

尿生成的基本过程

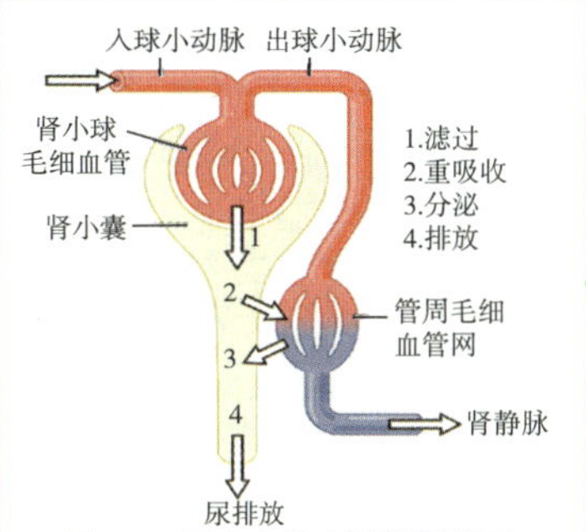

图8-1　尿生成基本过程示意图

- 第一步　肾小球的滤过
  - 肾小球毛细血管
  - 血浆
    - 透过滤过膜
    - 进入肾小囊腔
      - 超滤液 → 原尿
        - 水
        - 小分子物质
        - 晶体物质
        - 不含大分子蛋白

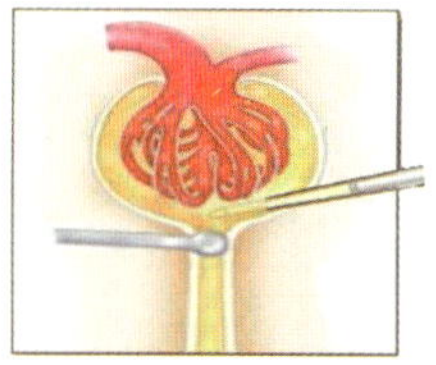
图8-2　肾小囊穿刺

- 第二步　肾小管的重吸收与分泌
  - 原尿（180L）→终尿（1.5L）
  - 转运方向
    - 重吸收：小管液→血液
    - 分泌：血液→小管液
  - 多种转运方式：主动；被动；溶剂拖拽
  - 重吸收的多种途径
    - 跨细胞：经过细胞
    - 细胞旁：经过细胞之间的间隙

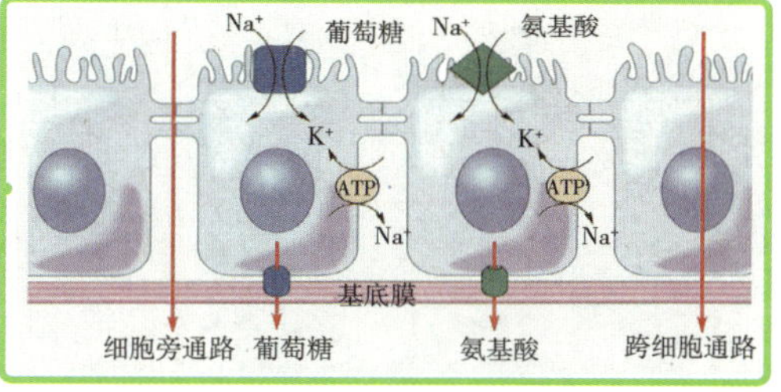

  - 各段重吸收和分泌特点
    - 近曲小管
      - 重吸收种类多，量大
        - 定比重吸收：65%~67%的钠、钾、氯和水
        - 85% HCO_3^-
        - 100%的葡萄糖和氨基酸
        - 其他
      - 分泌：氢离子；NH_3
    - 髓袢
      - 重吸收约20%钠、钾、氯和水
      - 分泌氢离子
      - 髓袢细段：被动重吸收；借助肾髓质内渗透梯度
      - 髓袢升支粗段：对水没有通透性；继发性主动转运
    - 远曲小管和集合管
      - 重吸收约12%的钠、氯和水
      - 分泌氢离子和钾离子
      - 重吸收和分泌可调控
        - 水的重吸收受ADH调节
        - 氯化钠的重吸收受醛固酮的调节

二、尿生成的基本过程

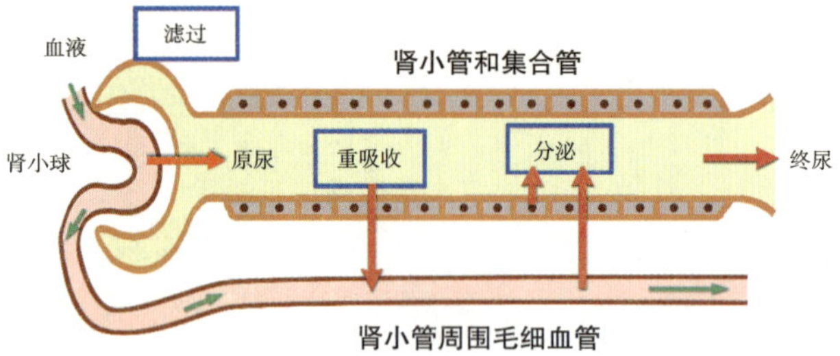

尿生成的基本过程

- 肾小球的滤过
  - 滤过膜
    - 组成
      - 三层结构
        - 肾小囊脏层
          - 足细胞
            - 裂隙膜
            - 裂隙孔
        - 肾小球毛细血管内皮
          - 有孔内皮
        - 基膜层
          - 水和凝胶微纤维网
            - 网孔
    - 通透性
      - 半透膜
        - 允许水和小分子物质自由通透
        - 不允许大分子物质通过
      - 屏障功能
        - 机械
          - 孔径
        - 电学
          - 带负电荷
            - 滤过膜富含带负电荷的糖蛋白
            - 阻碍带负电的物质通过
  - 滤过动力
    - 有效滤过压
      - 计算
        - 有效滤过压=动力-阻力
          - 动力
            - 肾小球毛细血管血压
          - 阻力
            - 血浆胶体渗透压
            - 囊内压
      - 滤过平衡
        - 有效滤过压为0
        - 滤过停止
          - 滤过引起血液浓缩，胶体渗透压升高
  - 评价指标
    - 肾小球滤过率（GFR）
      - 概念
        - 1分钟 双肾 形成原尿的量
          - 正常值125ml/min
      - 影响因素
        - 滤过膜的面积和通透性
          - 正常人为1.5平方米
        - 肾血浆流量
          - 影响滤过平衡点
        - 有效滤过压
          - 肾小球毛细血管血压
          - 囊内压
          - 血浆胶体渗透压
    - 滤过分数
      - 计算公式
        - 滤过分数=肾小球滤过率/肾血浆流量
      - 正常值
        - 125/660=19%
- 肾小管的重吸收与分泌
  - 近曲小管
    - 重吸收
      - 钠、氯、水
        - 钠离子
          - 管腔膜
            - 钠葡萄糖/氨基酸同向转运体
            - 钠-氢逆向交换
            - 经跨细胞途径被动重吸收
          - 基底侧膜
            - 钠钾泵
        - 氯离子
          - 经细胞旁途径被动重吸收
        - 水
          - 经跨细胞和细胞旁途径被动重吸收
      - 葡萄糖和氨基酸
        - 继发性主动转运
      - HCO_3^-
        - 以CO_2的形式重吸收
          - 与H^+的分泌耦联
      - 钙离子和钾离子
        - 溶剂拖曳
    - 分泌氢离子
      - H^+-Na^+逆向交换体
  - 髓袢
    - 髓袢细段
      - 被动重吸收NaCl和水
        - 降支
          - 小管周围渗透压逐渐升高
          - 管壁透水不透钠
          - 水被重吸收
          - 小管液溶质被浓缩
        - 升支
          - 小管周围渗透压逐渐降低
          - 小管液渗透压高于周围
          - 管壁透NaCl不透水
          - NaCl被重吸收
      - 借助肾髓质渗透梯度
    - 升支粗段
      - 对水不通透
      - 主动重吸收钠
        - Na^+-K^+-$2Cl^-$同向转运体
          - 继发性主动转运
            - 基侧膜钠钾泵提供原动力
            - 可以被呋塞米所阻断
              - 利尿剂
          - 进入上皮细胞后
            - Na^+泵入管周组织间隙
              - 入血
            - Cl^-进入管周间隙
              - 正电荷吸引
            - K^+返回小管液
              - 使小管液呈正电位
          - 途进正离子经细胞旁途径重吸收
      - 被动重吸收，经细胞旁
        - 钠、钾、钙、镁
  - 远曲小管和集合管
    - 重吸收
      - 远曲小管初始段
        - 同向转运体
          - 继发性主动转运
          - 可被噻嗪类利尿剂阻断
        - 对水不通透
          - 小管液低渗
      - Na^+主动重吸收
        - 吸收量可调
        - 远曲小管后段和集合管
          - Na^+-K^+交换(主细胞)
            - 可以被阿米洛利所阻断
              - 保钾利尿剂
            - 机制
              - 顶端膜
                - 钠通道
                  - 吸收钠
                - 钾通道
                  - 分泌钾
              - 底侧膜
                - 钠钾泵
                  - 动力
      - 水的重吸收
        - 经过水通道被重吸收
          - 受ADH调节
    - 分泌氢离子
      - 闰细胞
        - 质子泵
    - 主动重吸收HCO_3^-
      - 与氢离子分泌相耦联
        - 乙酰唑胺抑制酸酐酶(CA)
          - 抑制H^+分泌
          - 抑制HCO_3^-的重吸收
            - 从而抑制水的重吸收
            - 产生利尿
      - 与胺分泌相耦联
    - 排酸保碱
      - 氢离子分泌促进碳酸氢钠的重吸收
      - NH_3的分泌

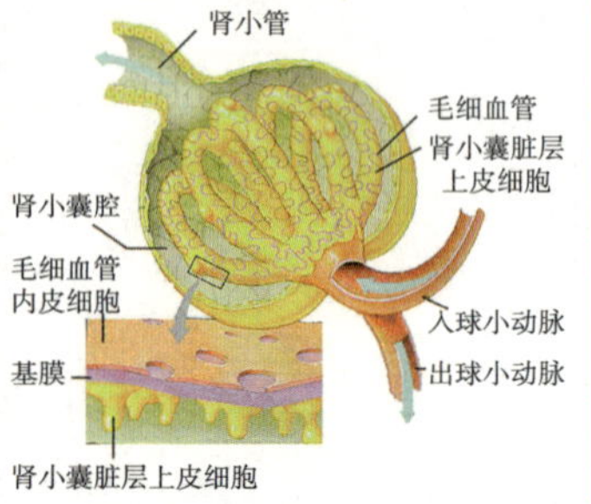

图8-4 肾小球滤过膜示意图

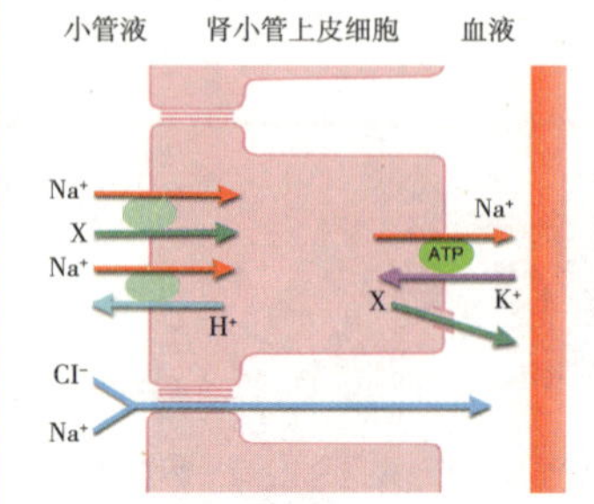

图8-7 近端小管各物质的重吸收示意图
X代表葡萄糖、氨基酸、磷酸盐等

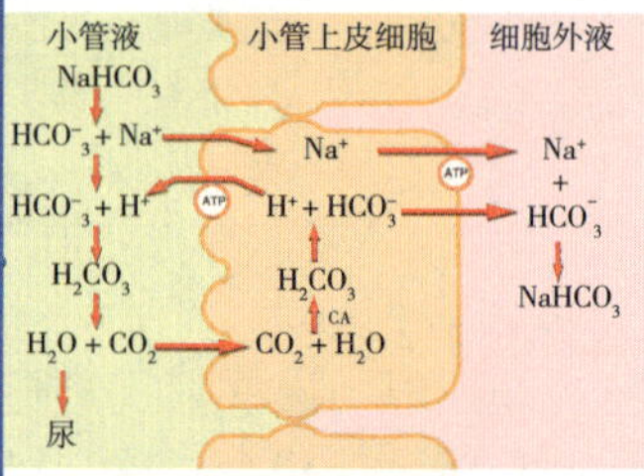

图8-8 钠-氢交换示意图

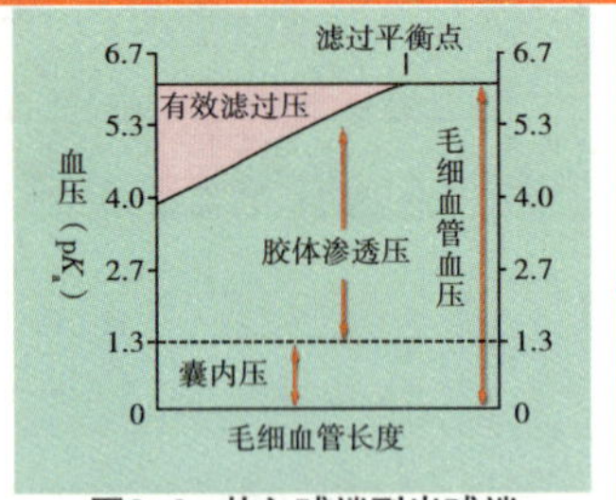

图8-6 从入球端到出球端有效滤过压的变化

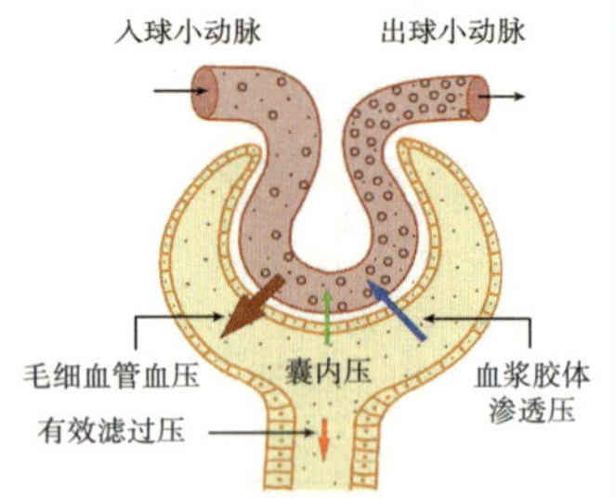

图8-5 有效滤过压示意图

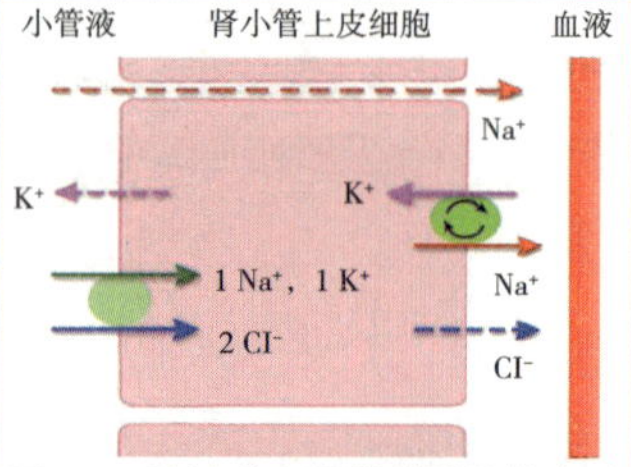

图8-9 髓袢升支粗段的继发性主动转运体（Na^+-K^+-$2Cl^-$同向转运体）

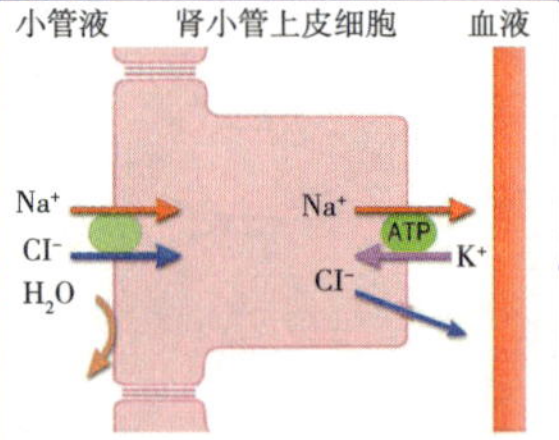

图8-11 远曲小管初始段重吸收NaCl的示意图

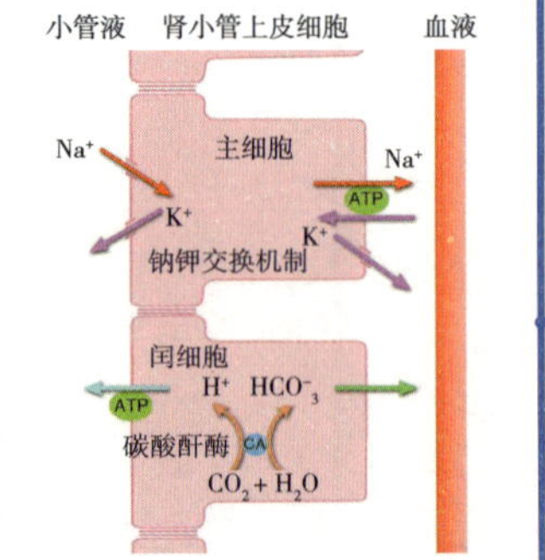

图8-12 远曲小管后半段和集合管重吸收NaCl、分泌K^+和H^+的示意图

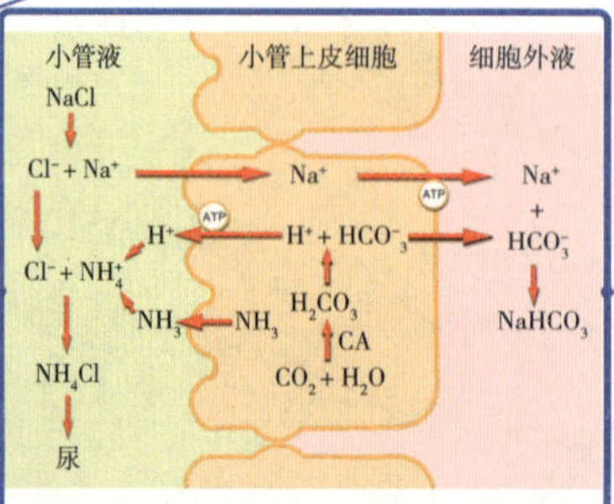

图8-10 NH_3和H^+的分泌与HCO_3^-的重吸收

三、尿生成的调节

尿生成的调节

肾内自动调节

- 肾血流量自身调节
  - 现象
    - 肾脏本身就可以完成
      - 不依赖于：外来神经；体液因素
    - 动脉血压变化范围：80~180mmHg
    - 肾血流量保持恒定
  - 意义
    - 一般的血压波动条件下
    - 肾血流量稳定→肾小球滤过率(GFR)稳定
      - 内环境稳定
      - 肾功能相对稳定：水和电解质平衡；代谢终产物的排出
  - 机制
    - 肌源性机制：肾血管口径可以发生自动调节
      - 灌注压↑→血管平滑肌收缩→肾血管口径↓
      - 灌注压↓→血管平滑肌舒张→肾血管口径↑
    - 管-球反馈：小管液流量变化影响肾小球滤过率和肾血流量
      - GFR增大→小管液流量↑→刺激致密斑→肾素分泌↑→入球和出球小动脉收缩↑→肾血流量↓→GFR恢复正常

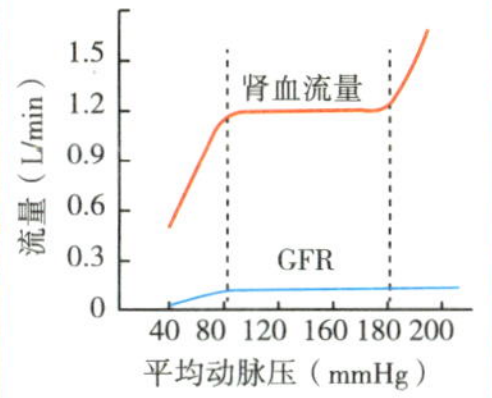

图8-13 肾血流量的自身调节

- 球-管平衡
  - 现象：近曲小管定比重吸收
    - 占肾小球滤过率65%~70%
    - 无论肾小球滤过率增大还是减小
  - 意义：尿中排出的水和溶质不出现大幅度变动
  - 机制：GFR↑→血液被浓缩→肾小管周围毛细血管血压↓，胶体渗透压↑→重吸收水和溶质↑
- 小管液内溶质浓度
  - 渗透性利尿：小管液中溶质↑→影响水和溶质(NaCl)的重吸收→尿量↑
  - 渗透性利尿剂：甘露醇
    - 可以被肾小球滤过
    - 不能被肾小管重吸收
    - 利尿消肿
  - 糖尿病病人多尿：血糖↑→超过肾糖阈→葡萄糖不能被完全重吸收→渗透性利尿

神经调节

- 肾脏只受交感神经支配
  - 肾交感神经分布
    - 球旁器
      - 构成
        - 近球细胞
          - 特化的平滑肌细胞
          - 又称颗粒细胞 或球旁细胞
          - 分泌肾素：受交感神经直接支配；受来自致密斑的信息的调控
        - 球外系膜细胞
          - 位于三角区内：入球小动脉；出球小动脉；远曲小管
          - 传递信息
        - 致密斑
          - 离子感受器：小管液中NaCl含量变化
          - 椭圆斑样结构：特化小管上皮细胞构成；靠近肾小体侧
      - 又称:近球小体
    - 肾小管上皮细胞
    - 入球和出球小动脉

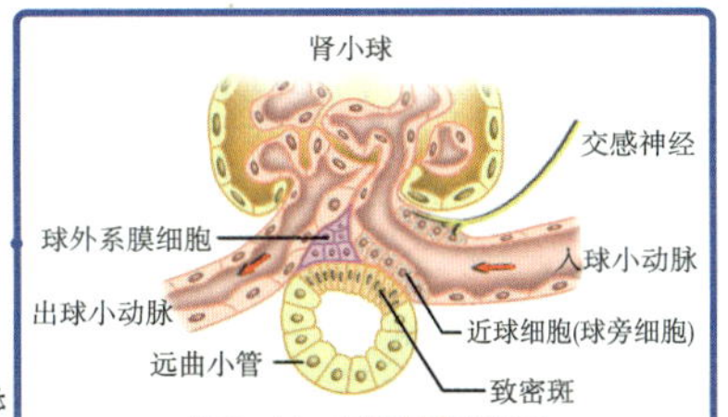

图8-14 球旁器示意图

- 交感神经兴奋
  - 机制 → 尿量↓
    - 作用于入球和出球小动脉：肾小球毛细血管血流量↓ → 肾小球滤过率↓
    - 作用于肾小管上皮细胞：钠、水重吸收↑
    - 作用于球旁器：肾素分泌↑→激活RRAS系统
      - 血管紧张素Ⅱ和醛固酮↑
      - 水和钠的重吸收↑
      - 尿量↓
- 交感神经抑制 → 尿量↑
  - 能够引起抑制的刺激
    - 血容量↑→容量感受器
    - 血压↑→压力感受器
    - 渗透压↓→渗透压感受器
- 意义
  - 调节肾水和钠的排出
  - 维持血容量和血压
  - 反射调节：血容量和血压变化时

体液调节

循环血量减少 → 肾血流量减少；致密斑Na⁺降低；交感神经兴奋 → 近球细胞 → 肾素

血管紧张素原 →（肾素）→ 血管紧张素Ⅰ →（血管紧张素转换酶）→ 血管紧张素Ⅱ →（氨基肽酶）→ 血管紧张素Ⅲ

血Na^+浓度降低、血K^+浓度升高 → 肾上腺皮质球状带（血管紧张素Ⅱ、血管紧张素Ⅲ）→ 醛固酮分泌 → 保钠、保水、排钾，增加循环血量

- 肾素-血管紧张素-醛固酮系统（RAAS；Renin-Angiotensin-Aldosterone System）
  - 肾素
    - 参与调节：心血管活动；肾功能
    - 来源：近球小体的颗粒细胞
    - 实质：蛋白水解酶 — 催化 血管紧张素原→血管紧张素Ⅰ
  - 血管紧张素Ⅱ和Ⅲ
    - 肽类激素
    - 来源
      - 血管紧张素Ⅰ→血管紧张素Ⅱ：血管紧张素转换酶 催化
      - 血管紧张素Ⅱ→血管紧张素Ⅲ：血管紧张素酶A 催化
    - 作用
      - 刺激醛固酮分泌：肾上腺皮质
      - 刺激ADH分泌：下丘脑
      - 其他
        - 收缩肾血管：入球小动脉；出球小动脉
        - 增加近曲小管对NaCl的重吸收
  - 醛固酮
    - 来源：肾上腺皮质球状带
    - 靶细胞：肾小管上皮细胞：远曲小管；集合管
    - 作用机制
      - 基因表达学说
      - 诱导多种蛋白合成
        - 顶端膜上：钠通道 重吸收钠；钾通道 分泌钾
        - 基侧膜钠-钾泵：动力 重吸收钠、分泌钾
      - 增加线粒体ATP合成：为钠泵提供更多能量
      - 其他：增加顶端膜氢泵活性
    - 分泌调节
      - 血管紧张素Ⅱ和Ⅲ
      - 血浆离子浓度：钾离子浓度↑；钠离子浓度↓ — 敏感

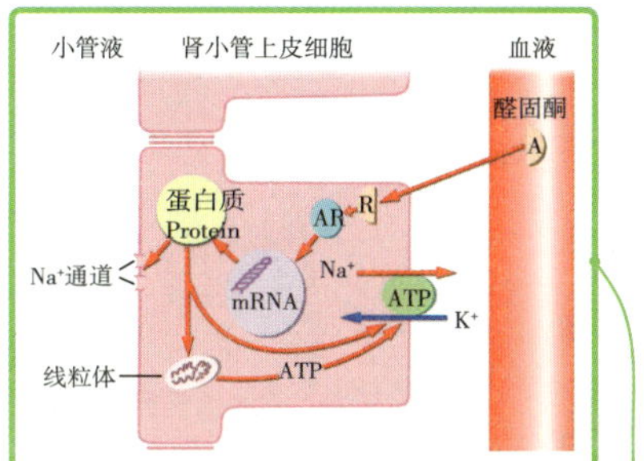

图8-15 醛固酮作用机制示意图

- 抗利尿激素（ADH）
  - 本质
    - 肽类激素
    - 下丘脑合成：视上核；室旁核
    - 垂体后叶释放：又称垂体后叶素
  - 作用
    - 抗利尿
      - 生理条件下
      - 结合V_2受体：上皮细胞：远曲小管；集合管
      - 促进水重吸收：增加管腔膜水孔蛋白(AOP₂)数量
      - 决定小管上皮细胞对水的通透性
    - 升高血压
      - 大剂量时
      - 结合V_1受体：血管平滑肌收缩 — 外周阻力增加
  - ADH的分泌调节
    - 激素调节
      - 心房钠尿肽：抑制ADH分泌
      - 血管紧张素Ⅱ：促进ADH分泌
    - 神经反射调节
      - 血浆渗透压
        - 作用于渗透压感受器：下丘脑第三脑室前部
        - 渗透压升高：ADH分泌↑ 水重吸收↑→尿量↓
        - 渗透压降低：ADH分泌↓ 水重吸收↓→尿量↑
      - 血容量
        - 作用于容量感受器 兴奋迷走神经 作用于下丘脑
        - 血容量增加：ADH↓→尿量↑
        - 血容量减少：ADH↑→尿量↓
      - 动脉血压
        - 作用于压力感受器
        - 血压升高：ADH↓→尿量↑
        - 血压降低：ADH↑→尿量↓

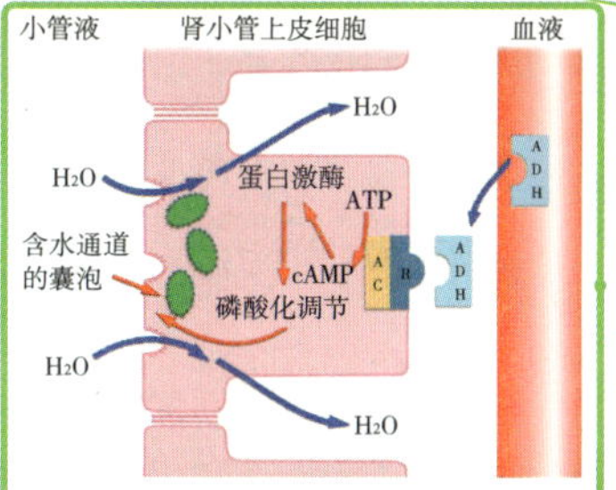

图8-16 抗利尿激素（ADH）的作用原理示意图

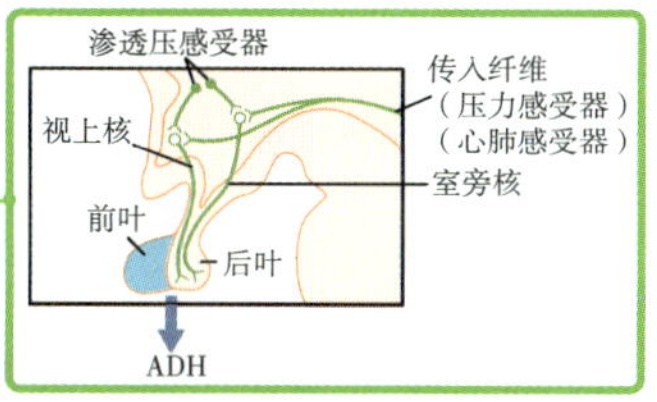

- 水利尿
  - 现象：饮用清水后，尿量增加
  - 机制
    - 主要：血浆晶体渗透压↓→ADH分泌↓
    - 血容量↑→容量感受器兴奋→ADH分泌↓
    - 胶体渗透压↓→肾小球有效滤过压↑→肾小球滤过率↑

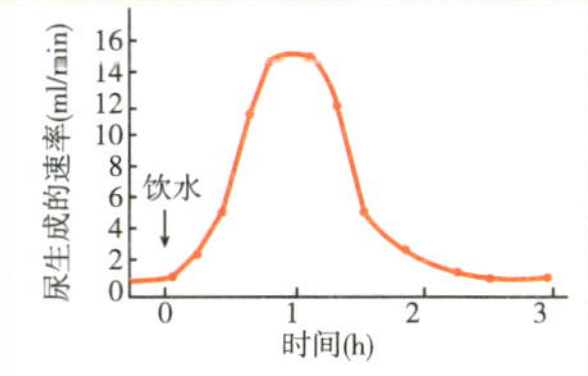

图8-17 一次饮用1L清水后尿生成随时间的变化

- 其他激素
  - 心房钠尿肽
    - 心房肌合成和释放
    - 分泌调节
      - 牵拉刺激：血量过多；中心静脉压升高
      - 体液因素：乙酰胆碱、去甲肾上腺素、高钾等
    - 作用：利钠利尿作用；促进水和钠排出
  - 缓激肽
    - 利钠利尿作用
    - 舒张肾小动脉：增加肾血流量；增加肾小球滤过率
    - 抑制肾小管对钠和水的重吸收
  - 内皮素 等

四、尿的浓缩、稀释与排出

尿液的浓缩与稀释

- 意义
  - 维持机体水平衡
    - 根据机体需求调节排出水的量
      - 实现
        - 机体缺水 — 尿液浓缩
        - 机体水过剩 — 尿液稀释
        - 尿液渗透压范围 — 50~1200mOsm/Kg.H_2O
      - 主要激素
        - 抗利尿激素(ADH) — 控制远曲小管和集合管对水的重吸收
- 肾髓质的渗透梯度
  - 尿液浓缩和稀释的基础
  - 肾髓质内
    - 存在渗透压梯度
    - 外→内 逐渐升高
  - 结构基础 — 髓袢
  - 主要溶质 — 氯化钠、尿素
  - 分为两部分
    - 外髓部
      - 形成机制 — 髓袢升支粗段
        - 主要溶质：NaCl
        - 主要动力 — Na^+-K^+-$2Cl^-$同向转运体(主动转运)
        - 肾髓质渗透梯度建立
    - 内髓部
      - 主要溶质 — NaCl、尿素
      - 形成机制
        - 髓袢升支细段
          - 小管液内NaCl高于周围
          - 小管对NaCl通透，对水不通透
          - 被动重吸收NaCl
        - 尿素循环 — 使部分尿素保留在肾脏
  - 维持 — U形直小血管袢
    - 与髓袢伴行
    - 对水和NaCl具有高通透性
    - 逆流倍增作用 — 带走肾髓质中多余的水和溶质 — 维持肾髓质渗透梯度
- 结构基础
  - 髓袢正常结构及其功能特性
    - 形成肾髓质渗透梯度所必需
    - 髓袢细段的逆流倍增
      - 降支
        - 对水通透
        - 对NaCl不通透
        - 水扩散入肾髓质 — 水被重吸收
        - 小管液被浓缩 — NaCl浓度升高；拐点处达到最高
      - 升支
        - 对水不通透
        - 对NaCl通透
        - NaCl扩散入肾髓质 — 被重吸收；参与形成肾髓质渗透梯度
  - 尿素循环 — 尿素从小管液进入肾髓质后再返回小管液的过程
    - 对尿素不通透的小管
      - 包括 — 髓袢升支粗段；集合管外髓段
      - 尿素被浓缩 — 因为水和氯化钠被重吸收
    - 对尿素通透的小管 — 包括
      - 集合管的内髓段 — 小管液中尿素浓度高于周围组织；尿素扩散入肾髓质
      - 髓袢升支细段 — 小管液中尿素低于周围组织；尿素再次进入小管液
    - 意义
      - 使部分尿素保留在肾脏
      - 参与肾髓质渗透梯度的形成

肾

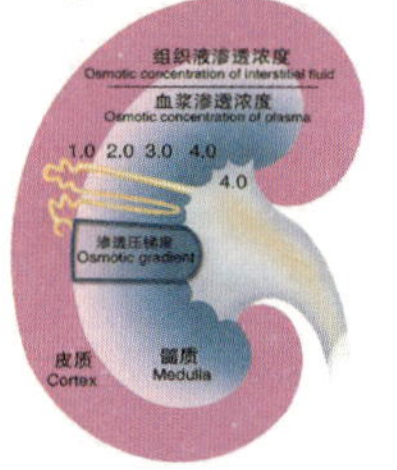

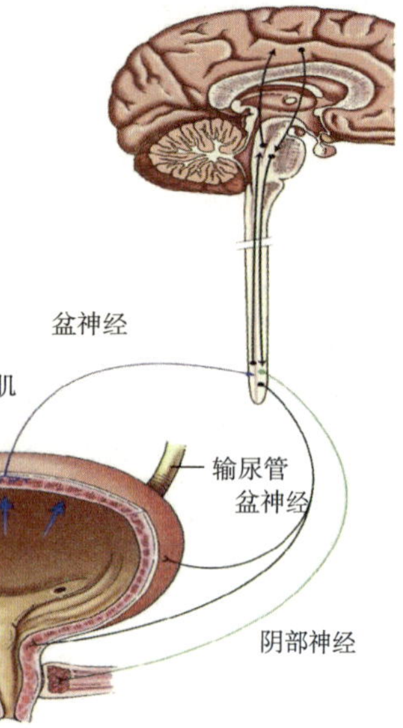

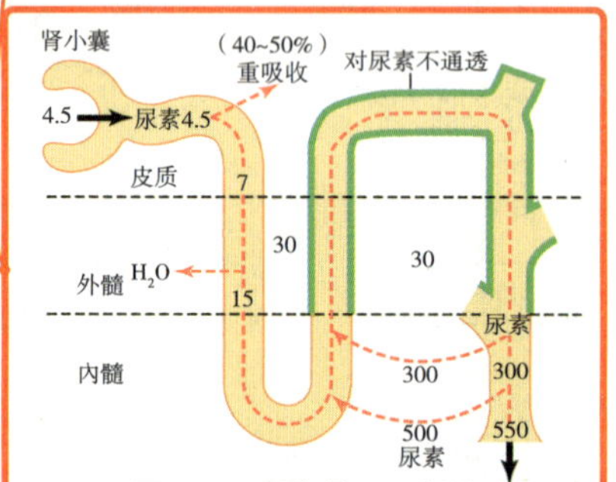

图8-18 尿素循环示意图

尿的排放

- 间歇性进行 — 膀胱具有贮存功能
- 膀胱和尿道的神经支配 — 分类
  - 副交感神经 — 盆神经
    - 膀胱逼尿肌收缩
    - 尿道内括约肌松弛
  - 交感神经 — 阴部神经 — 尿道外括约肌收缩 — 受意识控制
- 过程
  - 排尿反射
    - 感受器
      - 位于膀胱壁
      - 牵张感受器 — 膀胱充盈到一定程度(400~500ml) — 兴奋
    - 传入神经 — 盆神经
    - 中枢
      - 初级 — 骶段脊髓
      - 高级 — 脑桥；大脑皮层 — 抑制占优势
    - 传出神经和效应器
      - 盆神经兴奋 — 膀胱逼尿肌收缩；尿道内括约肌松弛；尿液排入尿道
      - 阴部神经活动抑制 — 尿道外括约肌舒张；尿液排出体外
    - 意义：排出尿液
  - 尿液进入尿道刺激产生正反馈
    - 意义：使尿液排空
    - 感受器 — 尿道感受器
    - 传入神经 — 阴部神经
    - 中枢 — 脊髓排尿中枢
    - 传出神经 — 盆神经兴奋；阴部神经抑制

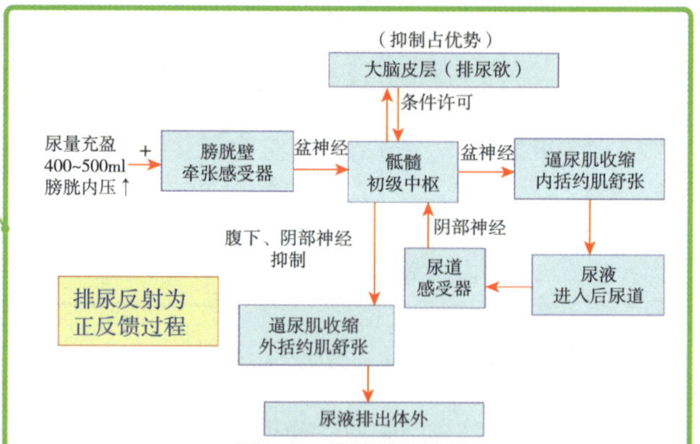

图8-19 排尿反射过程

肾功能的评价

- 肾小球滤过率(GFR)
  - 评价肾功能最重要的指标
  - 两肾形成超滤液的量
    - 单位时间 — 1分钟
  - 正常值 — 125 ml/min
- 清除率
  - 定义 (Clearance，C)
    - 完全清除某种物质的血浆毫升数
      - 两肾
      - 单位时间 — 1分钟
  - 临床指标
  - 意义
    - 某些物质的清除率=GFR
      - 包括 — 菊粉；内生肌酐
      - 物质特点 — 可以被肾小球完全滤过；不被肾小管重吸收和分泌
    - 推算肾血浆流量 — 对氨基马尿酸钠盐的清除率 — 经肾循环一周即可被完全清除 — 滤过；分泌
    - 推测肾小管功能 — 通过比较 — 某种物质的清除率(C)；与GFR

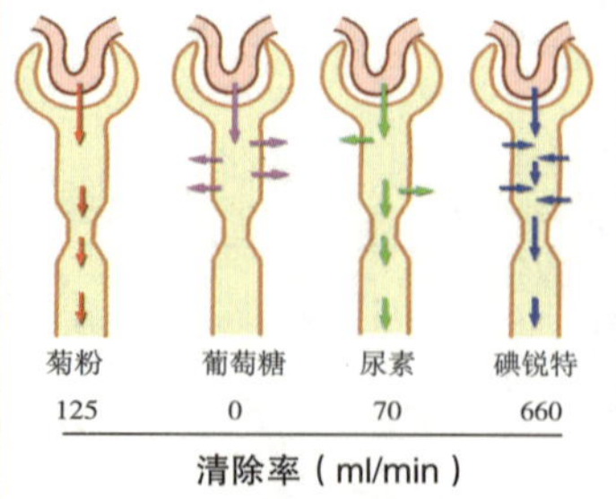

图8-20 不同物质的清除率

C = GFR
不被肾小管重吸收和分泌

C < GFR
肾小管可部分重吸收
或重吸收量＞分泌量

C > GFR
肾小管能分泌
或分泌量＞重吸收量

C = 0
肾小管全部重吸收
无分泌

第九章　感觉器官

一、感觉器官概述

概述

- 感觉
  - 形成过程：刺激→感受器→感觉传导通路→感觉中枢→分析→感觉
  - 定义：反映
    - 客观：物质世界
    - 主观：人脑中
- 感受器
  - 定义
    - 实质：结构、装置
    - 位置：体表、体内
    - 功能：换能
      - 变化：内环境、外部环境
      - 动作电位
  - 分类
    - 按复杂程度
      - 简单：神经末梢
        - 游离神经末梢：痛觉
        - 环层小体：触压觉
      - 复杂：感觉器官：感受细胞+附属结构：眼
    - 按照位置
      - 体内：内感受器
        - 内脏感受器：如　颈动脉窦压力感受器
        - 本体感受器：如　肌梭
      - 体表：外感受器
        - 无需接触：视觉、嗅觉
        - 需接触：触压觉
    - 按照刺激性质：光感受器、化学、机械、温度、伤害性
  - 一般生理特性
    - 适宜刺激：感受器最敏感的刺激形式
      - 光波→视网膜感光细胞
      - 声波→耳蜗毛细胞
    - 换能作用
      - 刺激所携带的能量
      - →膜电位变化
        - 感受器电位：感受器细胞
        - 发生器电位：传入神经末梢
    - 编码作用：动作电位序列
      - 专线专用：性质、位置
      - 频率：强度、规律
    - 适应现象
      - 本质：恒定刺激作用于感受器、随时间延长、动作电位频率下降
      - 分类
        - 快适应：如　皮肤触觉：环层小体
        - 慢适应：如　肌梭、颈动脉窦压力感受器

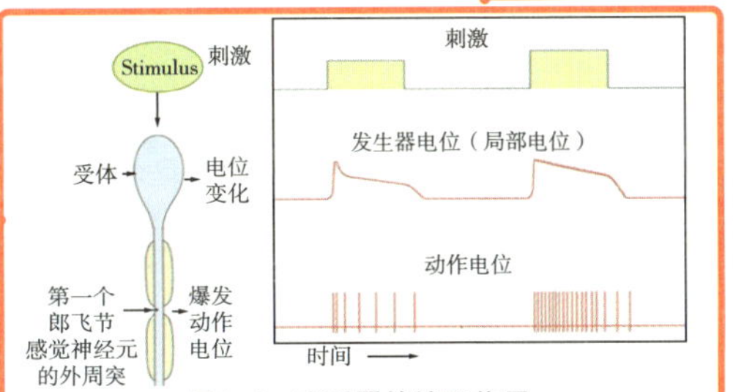

图9-1　感受器的编码作用

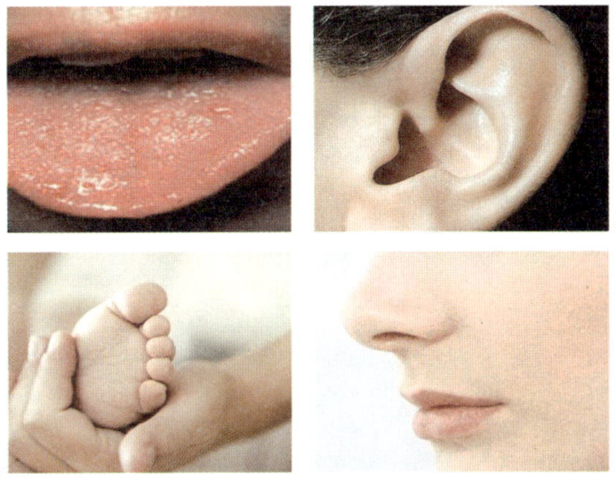

听觉

- 耳
  - 外耳
    - 耳廓：采音
    - 外耳道：声波传入的通路
      - 增压功能：最佳共振频率：3800Hz
        - 波长为外耳道长度的4倍
  - 中耳
    - 结构：鼓室
      - 内含听骨链：锤骨、砧骨、镫骨
      - 与咽鼓管相通：调节鼓室压力
    - 功能
      - 传导：鼓膜→听骨链→内耳
      - 增压(约24倍)
        - 鼓膜/卵圆窗　面积比　18.6倍
        - 听骨链　长臂/短臂　长度比　1.3倍
  - 内耳
    - 耳蜗
      - 感音换能：机制：行波原理、毛细胞的兴奋
      - 结构
        - 前庭阶：外淋巴
        - 鼓阶：外淋巴
        - 蜗管：内淋巴；感受器：螺旋器
    - 前庭器官
      - 组成：三个半规管、椭圆囊、球囊
      - 功能：平衡觉
  - 感受细胞：毛细胞
- 适宜刺激：声波（20~20000Hz）
- 声波传导的途径
  - 气传导：声波→外耳道→鼓膜→听骨链→卵圆窗→耳蜗
  - 骨传导：声波→颅骨震动→耳蜗

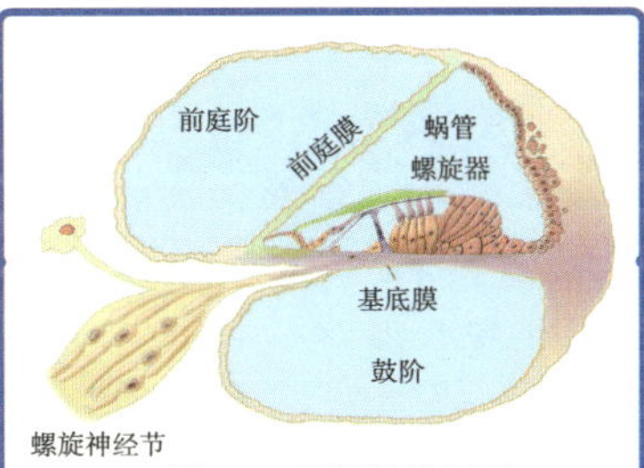

图9-2　耳蜗的横切面

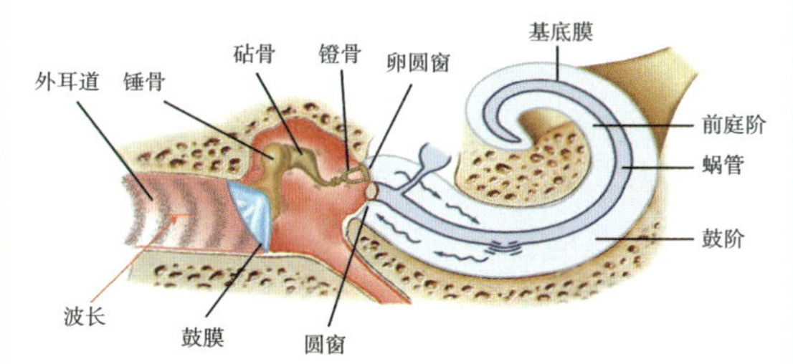

图9-3　声波传入内耳的途径示意图

味觉

- 感受器：味蕾
  - 基底细胞
  - 支持细胞
  - 味细胞
    - 顶端纤毛(味毛)
    - 味觉感受的关键部位
- 适宜刺激：味质
  - 食物中
  - 有味道的物质
- 特点
  - 不同部位敏感性不同
  - 敏感性随年龄增加而下降

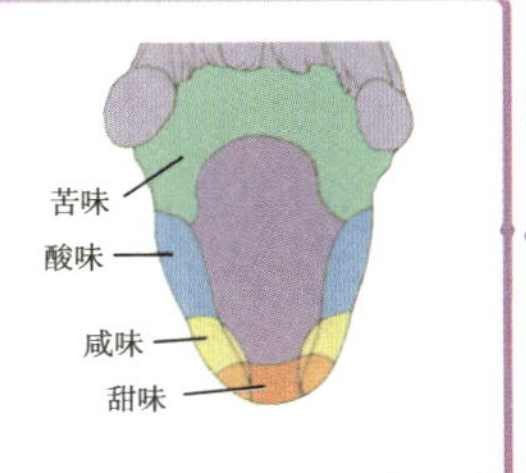

图9-5　舌面各部分的敏感性

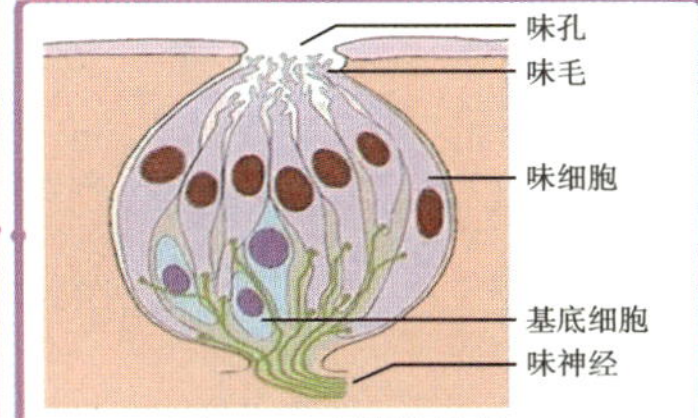

图9-4　味蕾的结构

嗅觉

- 适宜刺激：嗅质：具有气味的化学物质
- 感受器：嗅上皮：嗅细胞：纤毛：嗅受体
  - C蛋白耦联受体
  - 约1000种
  - 每个嗅细胞：一种
- 具有适应现象：快：久入芝兰之室不觉其香

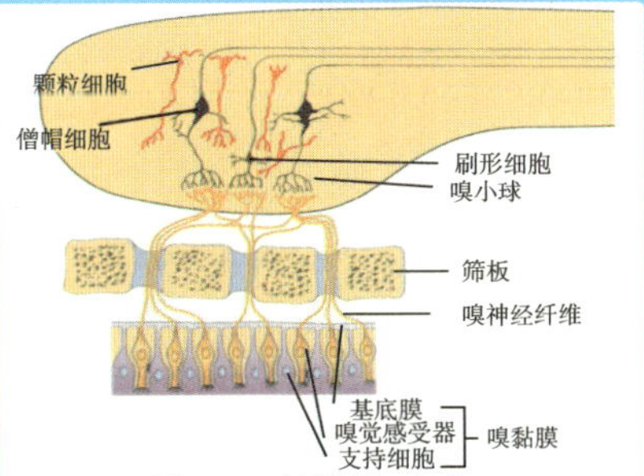

图9-6　嗅黏膜与嗅球

躯体感觉

- 浅感觉
  - 如：温度觉、粗略触–压觉、痛觉
  - 感受器：游离神经末梢、特化的神经末梢
- 深感觉：如　本体感觉
  - 分布：肌肉、肌腱、关节
  - 本体感觉的感受器
    - 分类：肌梭、腱器官
    - 功能：感受：空间位置
      - 静态：姿势
      - 动态：运动

二、眼的结构和视觉功能

眼

组成

- 折光系统：角膜→房水→晶状体→玻璃体
- 感光系统
  - 感光细胞：视锥细胞、视杆细胞
  - 视锥系统
    - 明视觉
    - 有色觉
    - 分辨率高
    - 3种视锥细胞
      - 红视锥——视红质
      - 绿视锥——视绿质
      - 蓝视锥——视蓝质
  - 视杆系统
    - 暗视觉
    - 无色觉
    - 敏感度高
    - 视杆细胞含有1种视色素——视紫红质

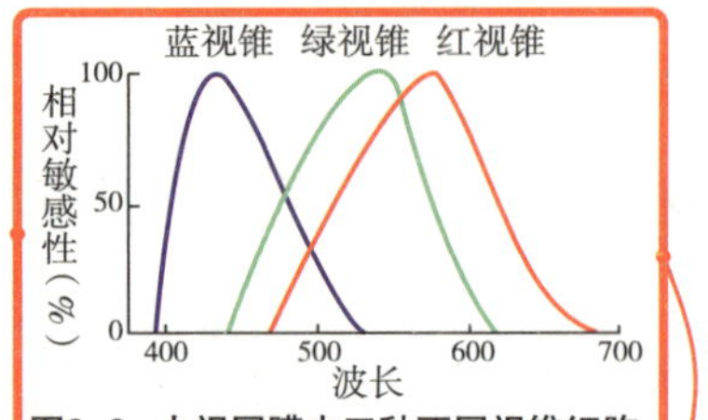

图9-8 人视网膜中三种不同视锥细胞的光谱相对敏感性

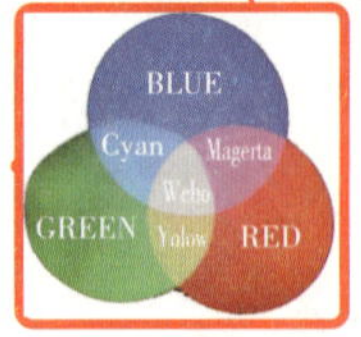

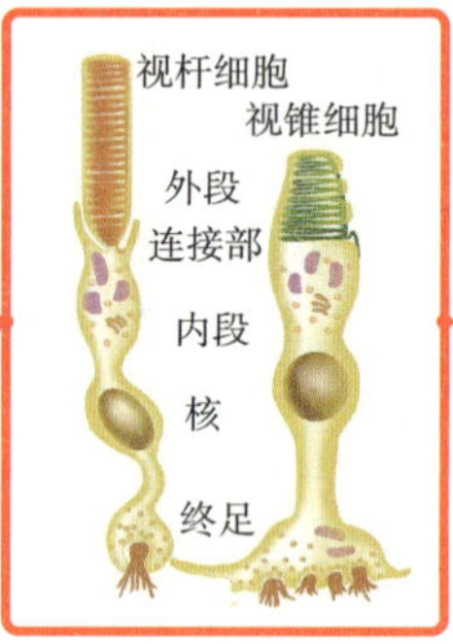

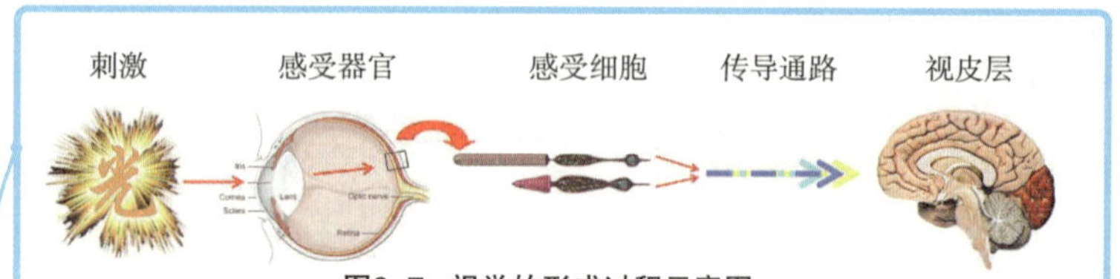

图9-7 视觉的形成过程示意图

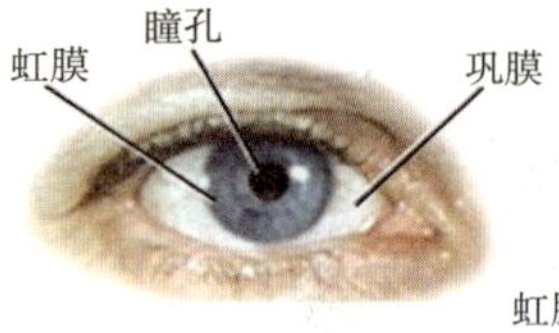

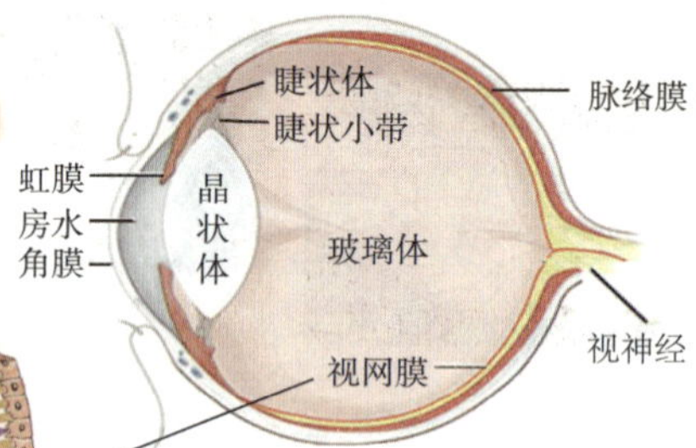

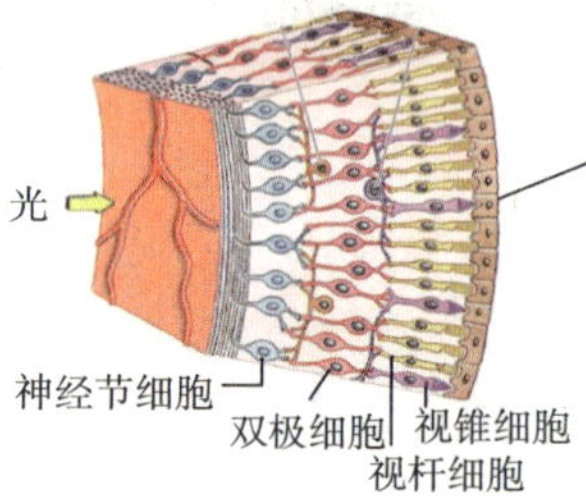

调节

- 瞳孔的调节
  - 瞳孔近反射
    - 视近物时瞳孔缩小
    - 意义：调节进入眼内的光量——减少球面像差、成像清晰
  - 瞳孔对光反射
    - 光源照射一侧瞳孔时双侧瞳孔缩小
    - 意义：调节入眼光量——保护视网膜
- 双眼汇聚
  - 视物：由远及近
  - 两眼视轴向鼻侧汇聚
- 晶状体调节
  - 晶状体折光能力的调节
  - 过程
    - 视近物时
      - 睫状体环形肌收缩
      - 晶状体变凸
        - 折光能力增强
        - 近物的像落在视网膜上
  - 意义：自动对焦

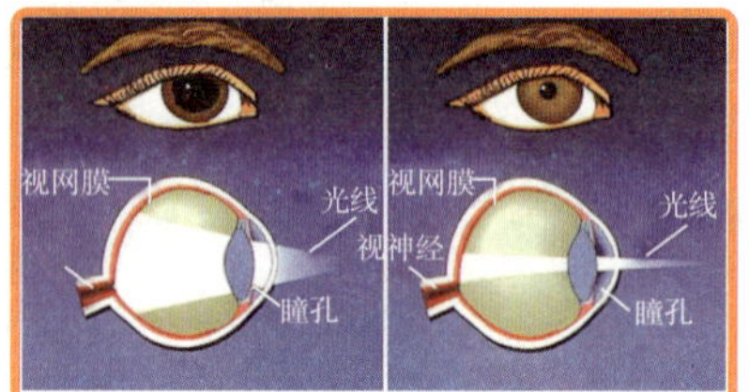

图9-12 瞳孔的调节

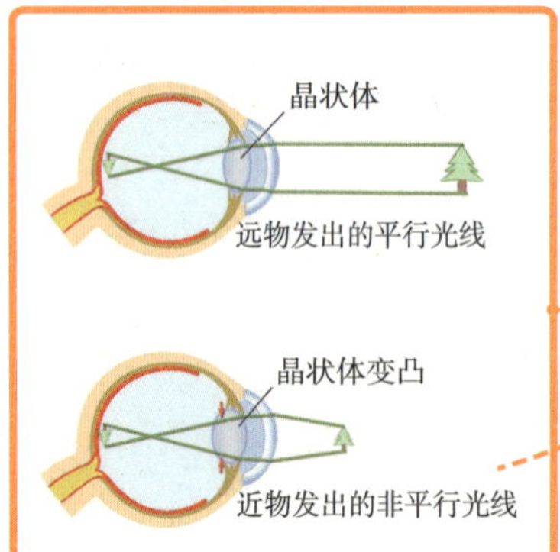

图9-14 晶状体调节

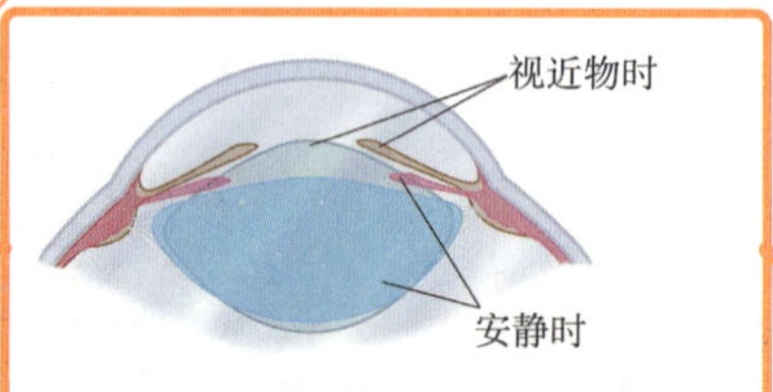

图9-13 眼调节前后睫状体位置和晶状体形状的改变

相关名词

- 视敏度：眼的分辨能力——两点间最小距离
- 暗适应
  - 现象
    - 看不清到看得清
    - 从明处到暗处
  - 实质：明视觉转换成暗视觉
    - 视紫红质合成增加
    - 15~20分钟
- 明适应
  - 现象
    - 眼前一片光亮
    - 从暗处到明处
  - 实质
    - 暗视觉转换成明视觉
    - 视紫红质大量分解
- 视野
  - 范围
    - 单眼
    - 固定注视前方一点看到的
  - 特点
    - 不同颜色大小不同：白>蓝>红>绿
    - 颞侧大于鼻侧
    - 下方大于上方
- 近点：最近距离——眼做最大调节后能看清楚物体的
- 远点：最远距离——眼不做任何调节能看清楚物体的

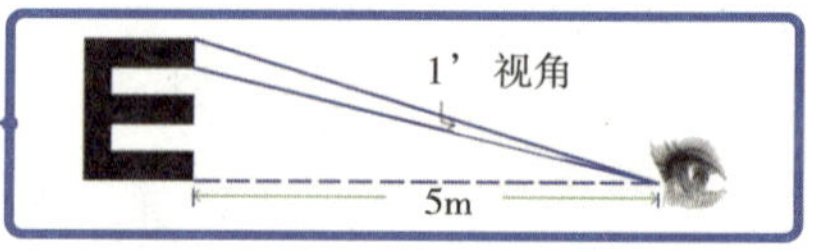

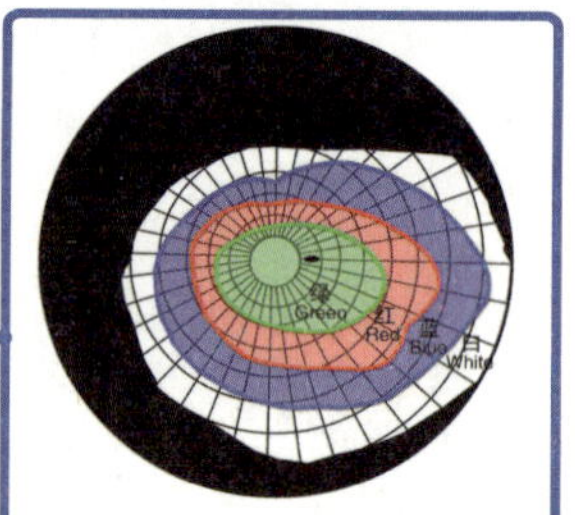
图9-9 人右眼的视野图

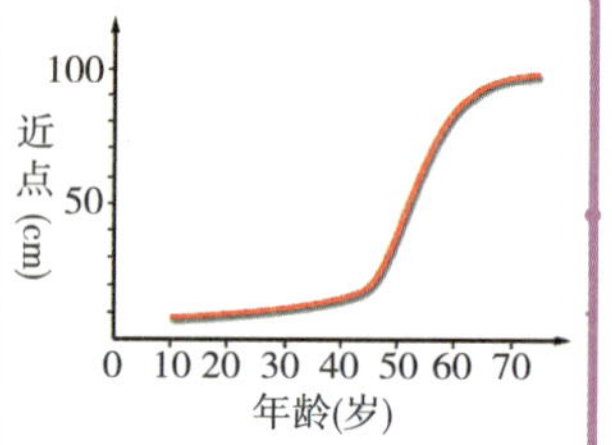

图9-10 近点与年龄的关系

正视眼

- 远点：无限远处
- 近点：20岁时约10.4厘米
  - 年龄↑→晶状体弹性↓→眼调节能力↓→近点远移
    - 视远物正常
    - 视近物不清
    - 称为老视

折光异常

- 近视
  - 远点和近点都近移
  - 原因
    - 眼球前后径过长
    - 或折光能力太强
- 远视
  - 近点大于正视眼
  - 原因
    - 眼球前后径过短
    - 或折光能力太弱
- 散光
  - 视物模糊
    - 有重影
  - 原因：角膜表面曲率半径不一致
- 平行光线
  - 近视
    - 成像：视网膜前方
    - 矫正：凹透镜
  - 远视
    - 成像：视网膜后方
    - 矫正：凸透镜
  - 散光
    - 成像：多个焦点
    - 矫正：柱面镜

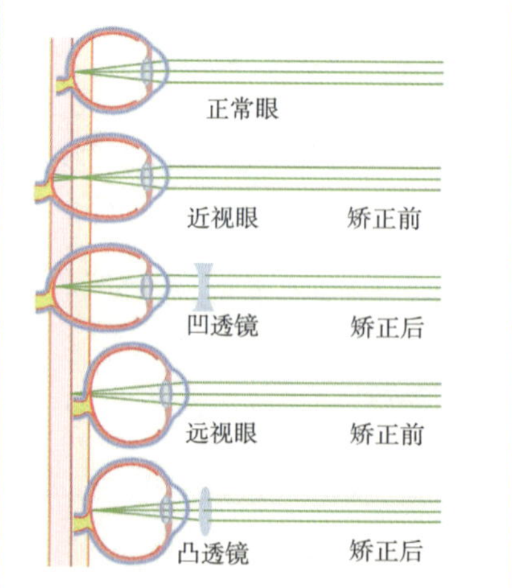

图9-11 眼的折光异常

第十章　神经系统

一、神经元活动的一般规律

- 解剖组成
  - 中枢神经系统
    - 脑
    - 脊髓
  - 周围神经系统
    - 神经纤维
      - 躯体
        - 感觉
        - 运动
      - 内脏
        - 交感
        - 副交感
    - 神经节

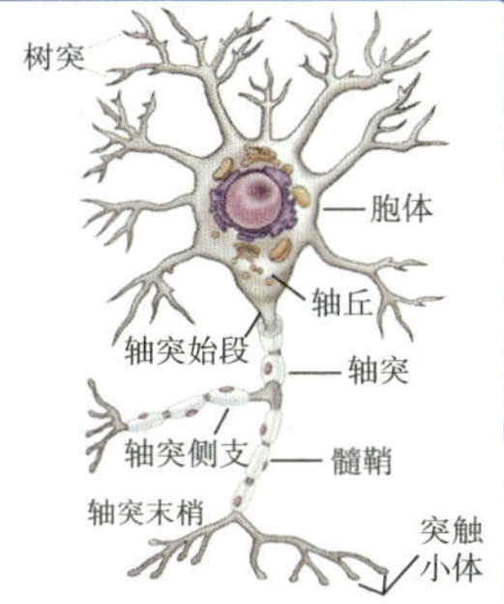

图10-1　神经元

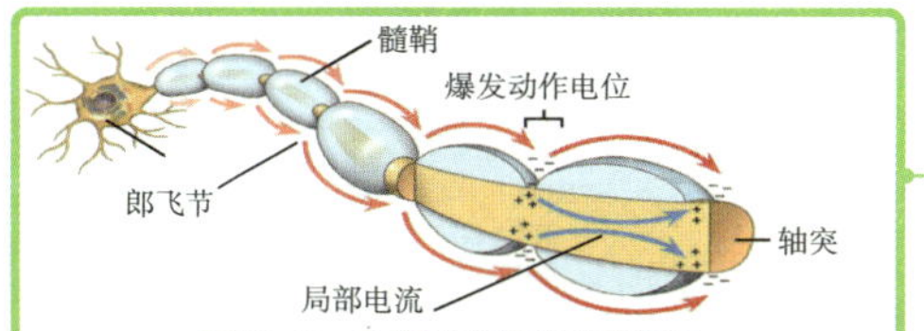

图10-2　有髓神经纤维示意图

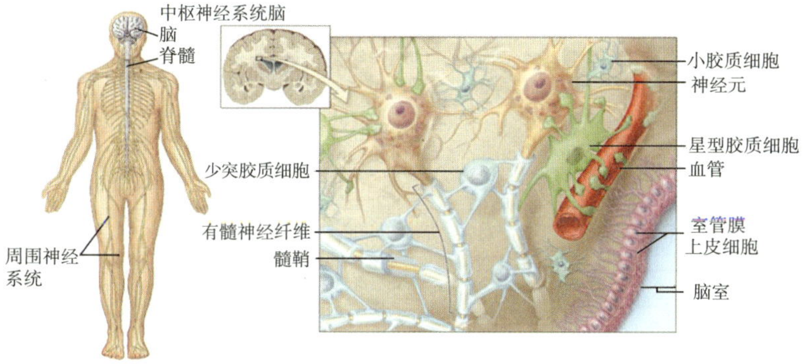

- 细胞组成
  - 神经元
    - 基本单位
      - 神经系统
        - 结构
        - 功能
          - 接受信息
          - 整合信息
          - 传递信息
    - 结构
      - 胞体
        - 代谢中心
        - 整合信息
      - 突起
        - 轴突
          - 始段：爆发AP
          - 末梢：分叉 — 末端膨大 — 突触小体
          - 主干：外被髓鞘或神经膜 — 构成神经纤维
        - 树突：接受信息
  - 神经胶质细胞
    - 作用：对神经元
      - 支持
      - 营养
      - 保护
    - 种类
      - 外周 — 如：施万细胞 — 构成髓鞘
      - 中枢 — 如
        - 小胶质细胞 — 可变为巨噬细胞 — 清道夫作用
        - 少突胶质细胞 — 构成髓鞘
        - 星型胶质细胞 — 作用多 — 如
          - 参与构成血脑屏障
          - 分泌神经营养因子
          - 构成支持神经元的支架
        - 室管膜上皮细胞 — 构成脑脊液-脑屏障
        - 前体细胞 — 多向分化潜能

- 神经纤维
  - 构成
    - 轴索
      - 长树突
      - 轴突
    - 神经膜/髓鞘 — 神经胶质细胞
  - 功能
    - 运输物质 — 轴浆运输
      - 轴浆 — 轴突内的胞浆
      - 双向流动
        - 顺向 — 从胞体到末梢 — 如
          - 递质囊泡
          - 线粒体
          - 分泌颗粒
        - 逆向 — 从末梢到胞体 — 如
          - 狂犬病毒
          - 神经营养因子
          - 破伤风毒素
      - 运输物质
    - 传导AP
      - 机制 — 局部电位
      - 特点
        - 双向性
        - 生理完整性
          - 结构
          - 功能
        - 绝缘性
          - 局部电流只在一条神经纤维上形成
          - AP传导专线专用
        - 相对不疲劳性
      - 速度
        - 差异大：0.5~120 m/s
        - 影响因素
          - 温度 — 低温变慢
          - 纤维直径 — 直径粗传导速度快
          - 有无髓鞘 — 有髓神经纤维＞无髓

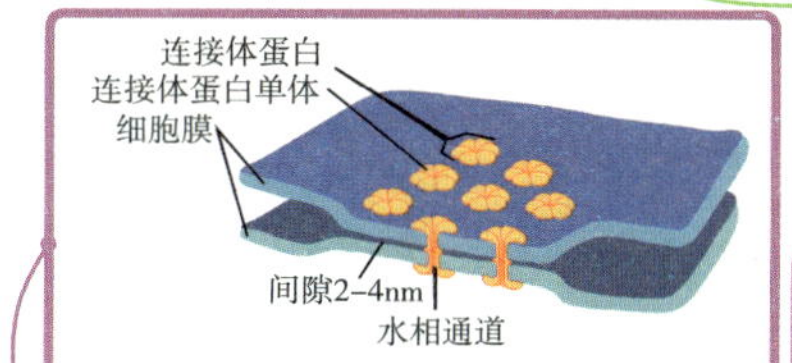

图10-3　电突触

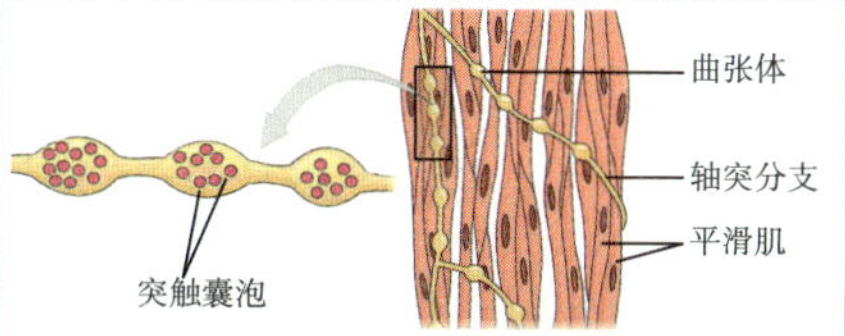

图10-4　曲张体的结构示意图

- 突触
  - 定义
    - 实质 — 结构
    - 位置 — 神经元之间
    - 功能 — 传递信息
  - 分类（按媒介物）
    - 电突触
      - 结构基础 — 缝隙连接
      - 信息媒介 — 局部电流
      - 特点
        - 传导速度快 — 无潜伏期
        - 双向传递
      - 意义 — 促进神经元同步化活动
    - 化学性突触 — 分类
      - 非定向突触 — 曲张体
        - 结构
          - 单胺类神经纤维末梢
          - 串珠样膨大 — 内含递质囊泡 — 释放神经递质
        - 特点
          - 前后膜不存在1：1关系
          - 突触传递时间较长 — 递质弥散距离长
          - 作用范围较广
      - 定向突触 — 经典突触 — 结构
        - 前膜 — 突触小体 — 内含递质囊泡 — 释放神经递质
        - 间隙 — 细胞间 — 20~40nm
        - 后膜 — 受体 — 结合神经递质
  - 突触传递
    - 过程
      - 实质 — 电-化学-电
      - 详见第二章 神经肌肉接头处的信息传递
    - 结果 — 在突触后膜上产生电位变化 — 突触后电位
      - 实质 — 局部电位
        - 可以发生总和
        - 电紧张性扩布
      - 分类
        - 兴奋性突触后电位(EPSP)
          - 机制
            - 兴奋性递质
            - 内向离子流 — 如 钠离子内流
            - 局部去极化
          - 意义 — 使突触后神经元兴奋性提高
        - 抑制性突触后电位（IPSP）
          - 机制
            - 抑制性递质
            - 外向离子流 — 如 钾离子外流 或 氯离子内流
            - 局部超极化
          - 意义 — 使突触后神经元兴奋性降低

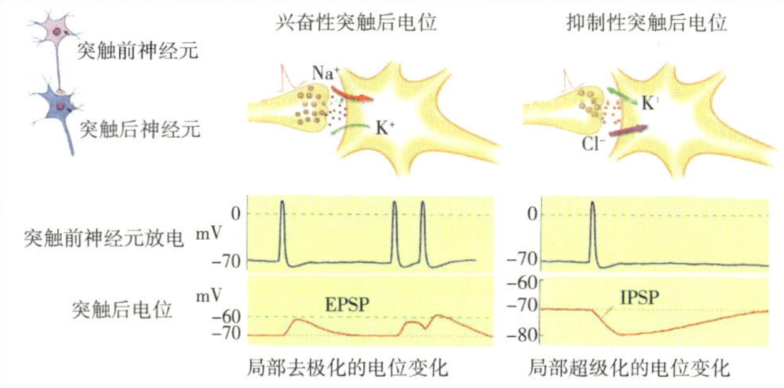

图10-6　兴奋性突触后电位和抑制性突触后电位

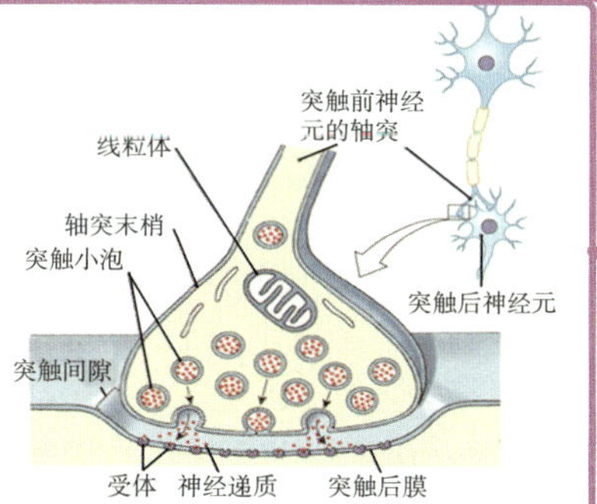

图10-5　定向突触的结构

二、反射活动的一般规律

反射

- 实质：神经系统调节的基本方式
- 概念：机体的规律性应答
  - 中枢神经系统的参与下
  - 对刺激：环境变化（内、外）
- 基础：反射弧

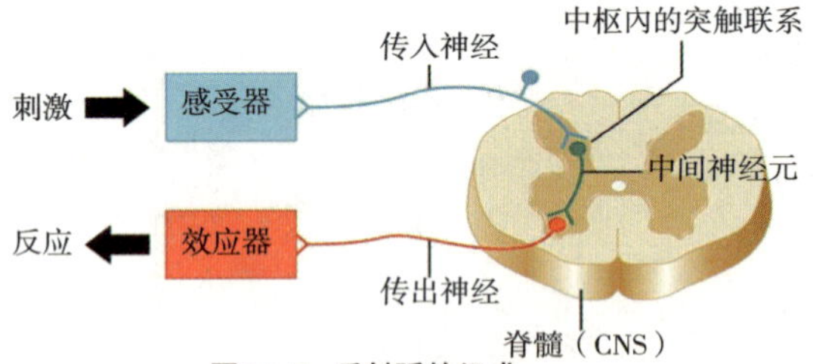

图10-7 反射弧的组成

- 神经元分类
  - 传入神经元
  - 中间神经元：数量最多
  - 传出神经元
- 分类
  - 条件反射
  - 非条件反射

比较	非条件反射	条件反射
形成时间	先天就有、种族共有	后天习得、个体特有
有效刺激	非条件刺激	条件刺激
反射弧	较为简单、固定	较为复杂、易变
中枢	低位中枢	高级中枢(大脑皮质)
数量	有限	无限
生理意义	使人和动物初步适应环境维持个体生存和种族繁衍	使人和动物对环境具有更加完善的适应性

中枢神经元有多种联系方式

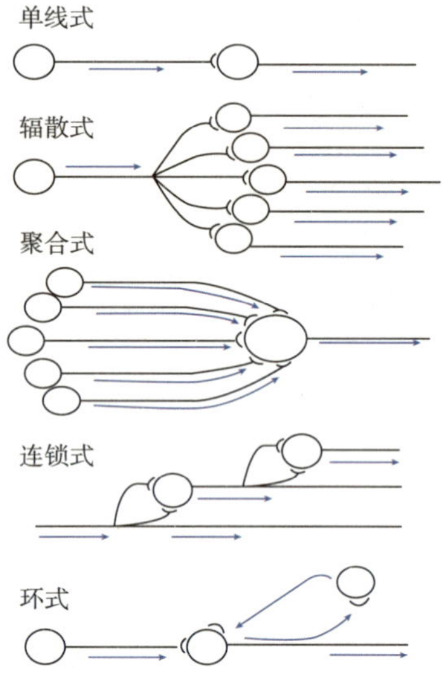

- 单线
  - 1对1联系：视锥系统（视网膜黄斑中央凹）
  - 意义：实现高分辨率传递
- 辐散
  - 1对多：一个神经元与多个神经元建立突触
  - 意义：扩大信息传播的范围
- 聚合
  - 多对1：一个神经元接受多个神经元的信息
  - 意义：产生整合性传递效果
- 链式
  - 既有辐散又有聚合
  - 意义：扩大信息在空间上的作用范围
- 环式
  - 结构：传出神经元发出侧支；通过中间神经元作用于它本身
  - 意义：反馈调节的基础

中枢兴奋传递的特征

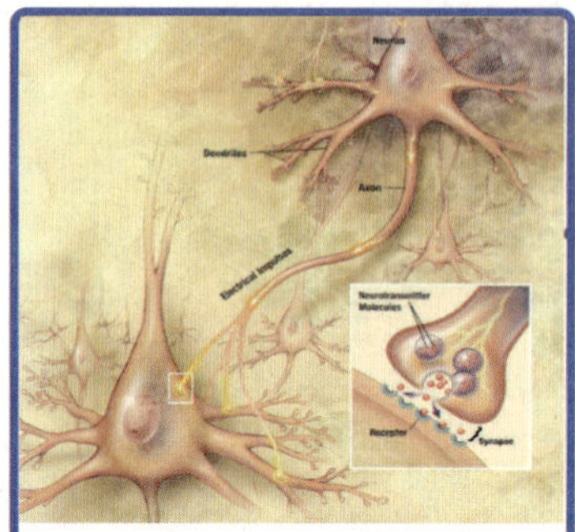

图10-8 中枢兴奋传递示意图

- 方向
  - 单向：从前膜到后膜
    - 前膜：释放神经递
    - 后膜：有对应的受体
- 中枢延搁
  - 现象：兴奋；在中枢；传递速度慢
  - 原因：中枢内兴奋要经过突触传递（电–化学–电）
- 总和：突触后电位可以发生总和（时间、空间）
- 兴奋节律改变
  - 现象：放电频率不一致（突触前神经元、与突触后神经元）
  - 原因：突触后神经元的放电频率
    - 受众多突触前神经元的影响
    - 与自身功能状态有关
- 易疲劳性和敏感性
  - 敏感：对内环境变化，如，酸中毒、缺氧
  - 易疲劳：递质耗竭
- 后发放
  - 现象：刺激已经停止；传出通路依然有传出
  - 结构基础：环式联系

中枢抑制

- 突触后抑制
  - 机制：通过抑制性中间神经元；产生IPSP
  - 分类
    - 传入侧枝性抑制

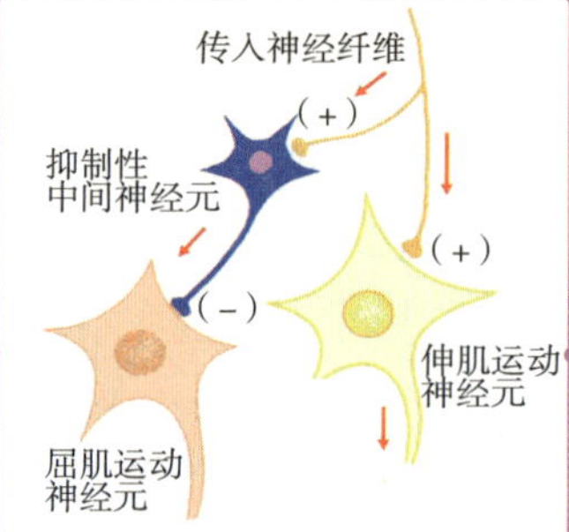

图10-9 传入侧枝性抑制

      - 发生在传入阶段
      - 传入神经主支 兴奋一类神经元
      - 侧支通过兴奋 抑制性中间神经元
      - 抑制 另一类神经元
      - 意义：使不同中枢活动协调
      - 如：拮抗肌群之间的协调
    - 回返性抑制

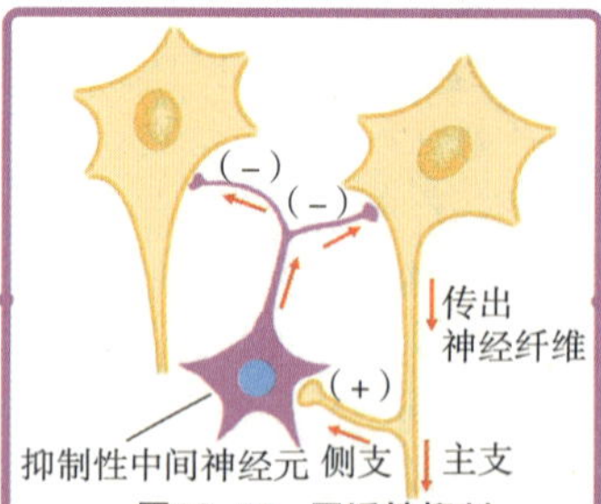

图10-10 回返性抑制

      - 发生在传出阶段
      - 负反馈调节
      - 意义：使神经元的活动及时终止
      - 如：脊髓前角运动神经元通过闰绍细胞完成回返性抑制
- 突触前抑制
  - 结构基础：轴突–轴突型突触

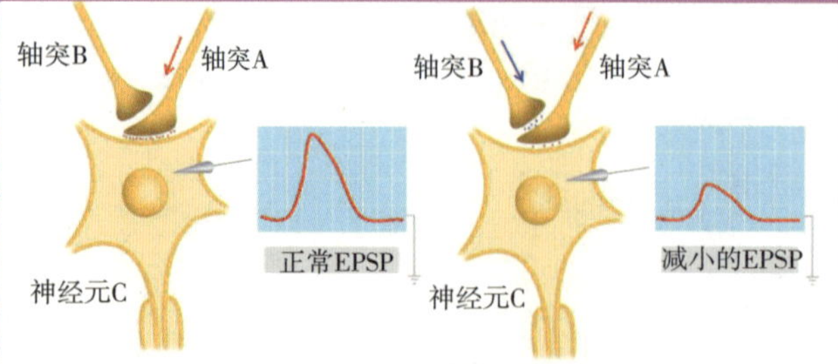

图10-11 突触前抑制的机制

  - 轴突B先于轴突A兴奋
  - 由于轴突B对轴突A的干扰
  - 轴突A末梢释放的兴奋性神经递质减少
  - 神经元C上的EPSP减少
  - 意义：抑制外周信息的摄入
- 中枢抑制与中枢兴奋的关系
  - 同等重要
  - 同时发生
  - 两者配合才能使反射活动正常

三、神经系统的感觉功能

感觉传导通路

- 三级神经元学说
  - 第一级：初级感觉传入神经元胞体　脊髓后根神经节
    - 外周突：末梢特化形成感受器装置　如　游离神经末梢、环层小体
      - 或参与构成感受器　如　肌梭
    - 中枢突进入脊髓
  - 第二级：脊髓/脑干
    - 感觉传导功能
      - 浅感觉：温度觉、痛觉、轻触觉
      - 深感觉：精细触压觉、本体感觉、关节位置觉
  - 第三级：丘脑
    - 感觉　转换站
    - 核团分类
      - 特异感觉接替核
      - 联络核
      - 非特异投射核
    - 感觉投射功能
      - 分类
        - 特异性投射系统：丘脑特异感觉接替核和联络核投射
          - 特点：专线专用；点对点投射　体表—大脑皮质；形成特定的感觉；激发大脑皮质发出神经冲动
        - 非特异性投射系统：非特异投射核投射
          - 特点：弥散投射　大脑皮质广泛区域；维持与改变大脑皮层的兴奋状态
          - 各种感觉共同上传
          - 脑干网状结构上行激活系统
            - 接受各种感觉信息　整合
            - 多突触接替上行　易受药物的影响　巴比妥类催眠药、全麻药
            - 脑干网状结构损害　昏迷

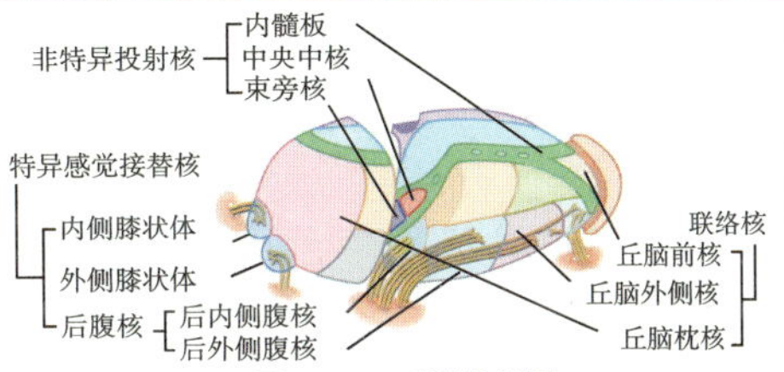

图10-12　丘脑的核团

比较	特异性投射系统	非特异性投射系统
丘脑内投射核团	特异感觉接替核和联络核	非特异投射核（髓板内核团群）
信息来源	来自感觉传导通路的特异感觉	脑干网状结构上行激活系统
换元次数	较少	多（可达几十次）
投射特点	点对点投射	弥散性投射
功能	产生特定感觉，并激发大脑皮质发出神经冲动	维持与改变大脑皮质的兴奋状态(维持觉醒)

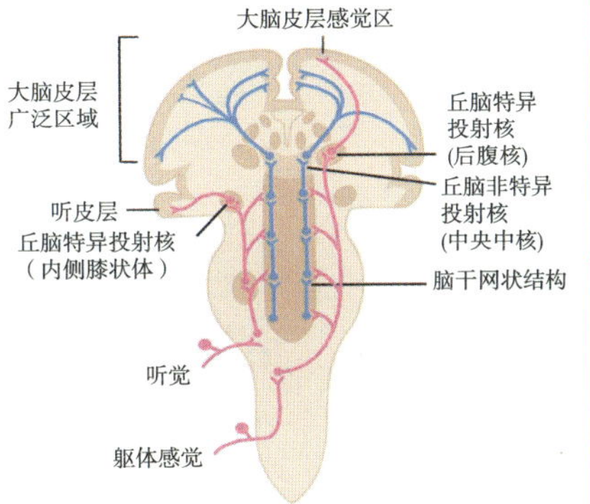

图10-13　感觉投射系统示意图

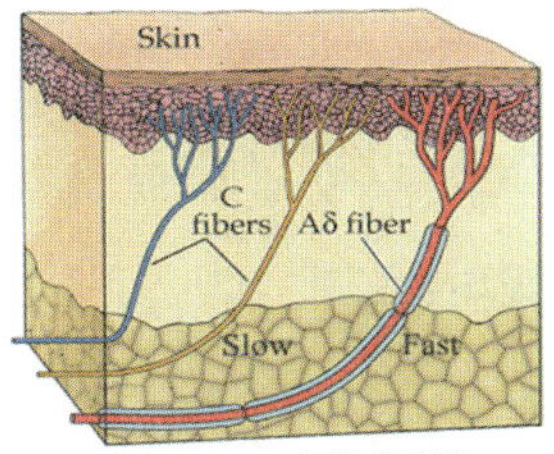

图10-14　痛觉感受器

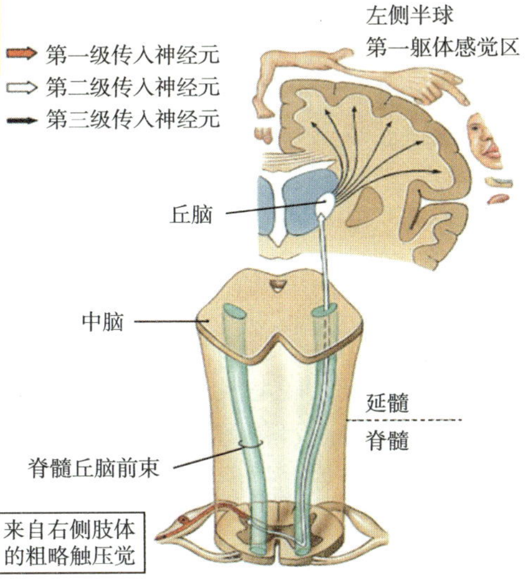

痛觉

- 游离神经末梢　感受器
- 刺激
  - 实质：不愉快感觉和情绪体验　与组织损伤相关联　实际的、潜在的
  - 报警信号　保护性作用
  - 伤害性刺激　超过一定强度的各种刺激　如　温度过高、强烈的机械刺激
  - 化学信号　内源性致痛物质　如　K^+、H^+、组胺、5-羟色胺、缓激肽
    - 作用　激活痛觉感受器　使其阈值降低
- 分类
  - 皮肤痛
    - 快痛　Aδ纤维传导　特点　"刺痛"　发生快、定位清晰、性质尖锐
    - 慢痛　C类纤维传导　特点　"烧灼痛"　慢　刺激后0.5~1.0s；定位不明确；持久弥散；常伴有情绪反应　不愉快
  - 深部痛　机体深部组织损伤　肌肉　肌腱　关节
    - 特点　具有慢痛性质；常伴有自主神经反应　恶心、出汗、血压升高
  - 内脏痛　内脏组织遭受刺激　机械牵拉、化学物质、缺血、炎症、痉挛
    - 与皮肤痛比特点
      - 疼痛缓慢，持续时间长
      - 定位不准确，对刺激分辨能力差
      - 刺激　敏感　牵拉、缺血、炎症、痉挛；不敏感　切割、烧灼
      - 伴有明显情绪反应
      - 伴有牵涉痛　现象　内脏疾病引起体表疼痛或痛觉过敏
  - 牵涉痛
    - 体表放射部位相对固定
    - 协助诊断疾病
    - 机制　内脏和体表的痛觉纤维　汇聚于同一个第二级传入神经元

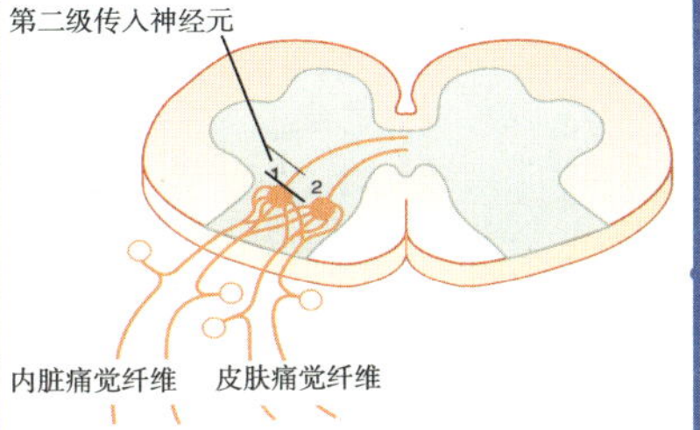

图10-15　汇聚学说

大脑皮层感觉分析

- 感觉代表区
  - 定义　大脑皮层特定区域　接受感觉信号
    - 特定性质、特定位置
    - 分析形成特异的感觉
  - 基本功能单位　感觉柱
    - 构成　6层细胞；纵向柱状排列
    - 特点　与感受野具有点对点的对应关系；6层细胞接受一个位置和性质的信息
  - 分类
    - 躯体感觉代表区
      - 第一体表感觉代表区
        - 位置　中央后回
        - 特点　交叉投射，头部双侧；倒置投射，头部正立；感觉越精细代表区越大
        - 功能　对躯体感觉进行精细分析和定位
      - 本体感觉代表区　中央前回
      - 第二体表感觉代表区
        - 位置　中央前回与脑岛之间
        - 特点　双侧投射；正立投射；定位比较差
        - 功能　对感觉进行粗糙的分析；与痛觉密切关系　慢痛
    - 特殊感觉代表区
      - 视觉区　枕叶距状沟的上、下缘
      - 听觉区　颞叶　颞上回、颞横回
      - 嗅觉区　边缘叶的前底部
      - 味觉区　中央后回头面部感觉区的下侧

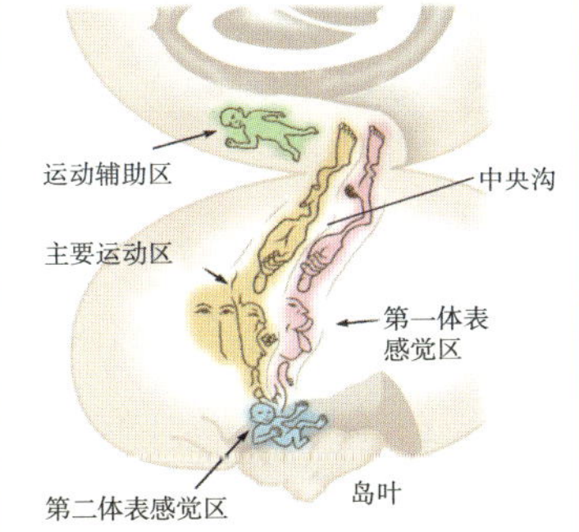

图10-17　大脑皮层体表感觉与运动代表区示意图

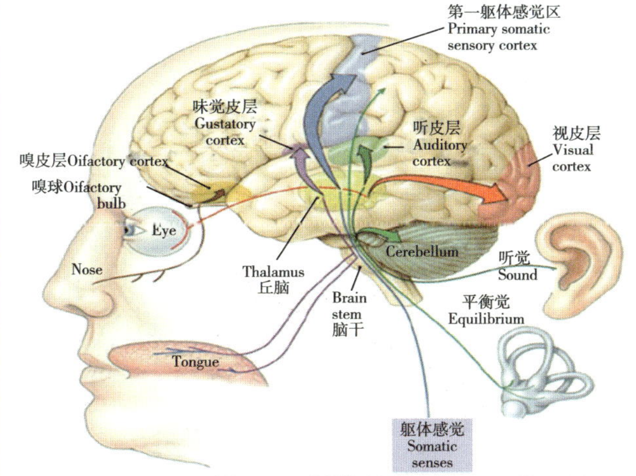

图10-16　感觉代表区的位置

四、神经系统对躯体运动的调节

各级中枢对运动均有调控作用

脊髓

- 初级运动中枢
  - 受高位中枢控制
- 含运动神经元
  - α运动神经元 — 支配梭外肌
    - 运动的最后公路
    - 运动发生必经之通路
    - 运动单位
      - 构成：一个α运动神经元（或脑干躯体运动神经元）及其所支配的所有肌纤维
      - 运动的最小单位
  - γ运动神经元 — 支配梭内肌 — 调节肌梭敏感性
- 突然与高位中枢离断 — “脊髓休克”
  - 脊髓暂时不能行使中枢功能
  - 产生原因
    - 脊髓突然失去高位中枢的控制
    - 并非脊髓本身受到损伤
  - 暂时的
    - 低等生物，时间短
    - 高等生物，时间长
  - 表现：断面以下反射减弱或消失
    - 躯体
      - 肌张力降低或消失
      - 姿势反射消失
    - 内脏
      - 外周血管扩张→血压↓
      - 尿便潴留
      - 发汗反射消失
- 可以完成反射 — 如
  - 牵张反射
    - 定义：牵拉某肌肉的肌腱，此肌肉反射性发生缩短
    - 特点：感受器和效应器在同一块肌肉
      - 感受器—肌梭
      - 效应器—梭外肌
    - 分类
      - 腱反射 — 快速牵拉肌腱 — 有明显动作 — 单突触反射
        - 如：肘反射、跟腱反射、膝反射
        - 意义：了解中枢神经系统的功能状态
      - 肌紧张 — 缓慢持续牵拉肌腱 — 无明显动作 — 姿势反射的基础 — 多突触反射
    - 感受器 — 肌梭
      - 本体感受器
        - 感受：牵拉刺激；肌肉长度变化
      - 形状和位置
        - 梭形，几毫米
        - 与梭外肌平行
        - 附着于梭外肌
      - 结构
        - 外层：结缔组织囊
        - 囊内
          - 两端：梭内肌纤维
          - 中间：感受器装置
  - 对侧伸肌反射 — 姿势反射
  - 屈肌反射 — 保护性反射

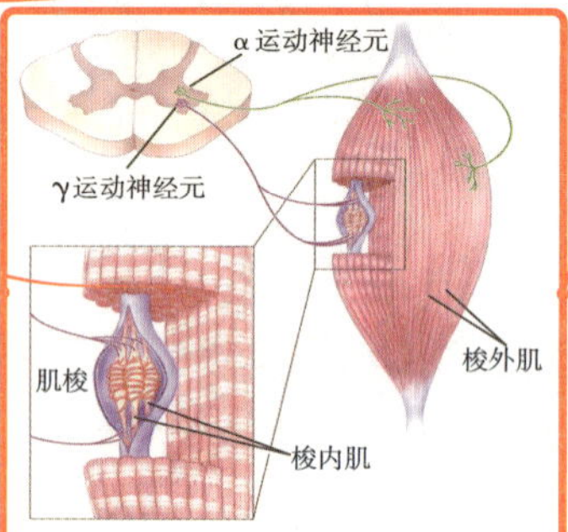

图10-19 肌梭的结构

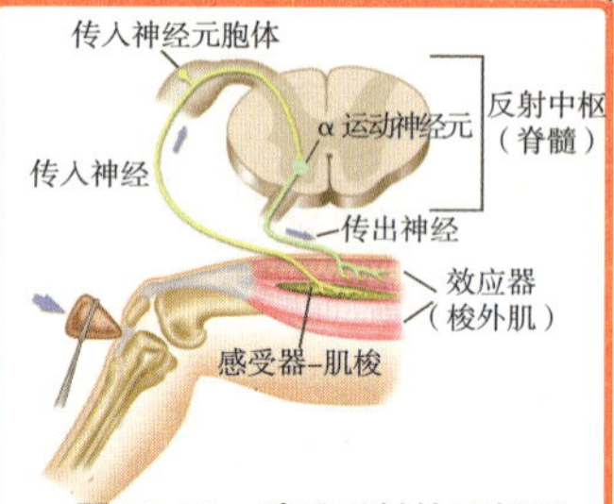

图10-18 膝跳反射的反射弧

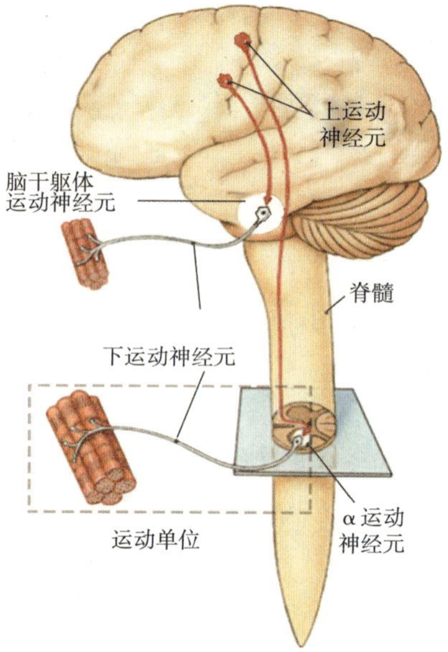

脑干

- 组成：中脑、脑桥、延髓
- 运动调节功能
  - 调节肌紧张 — 双重调控作用
    - 抑制区 — 延髓腹内侧 — 较弱
      - 无自发放电
      - 放电依靠外源驱动：大脑皮层、基底神经节、小脑前叶蚓部
    - 易化区 — 延髓背外侧 — 较强
  - 正常条件下 — 易化作用与抑制作用相平衡
  - 中脑上、下丘之间切断脑干 — 去大脑僵直
    - 表现：抗重力肌肌紧张增强
      - 头尾：昂起
      - 脊柱：硬挺
      - 四肢：伸直
    - 机制：抑制区与易化区平衡失调
      - 抑制区活动显著下降
      - 易化区活动相对增强
    - 本质：γ僵直
    - 切断大脑皮层和纹状体对抑制区的加强作用

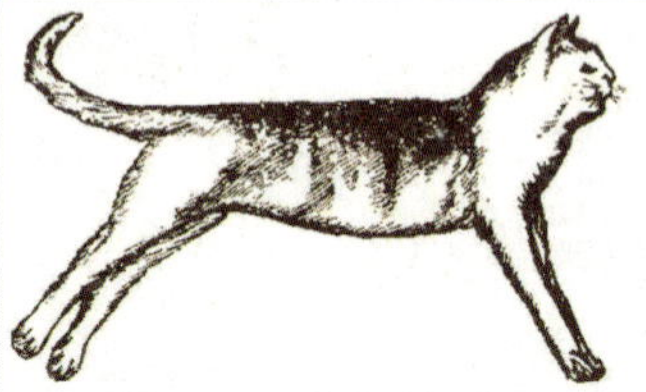
图10-22 去大脑僵直

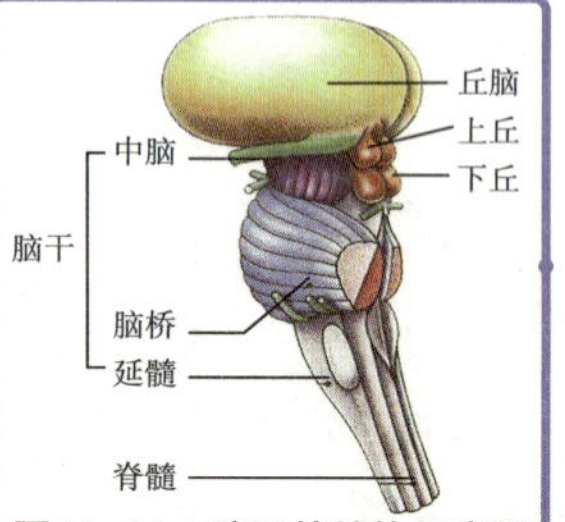

图10-21 脑干的结构示意图

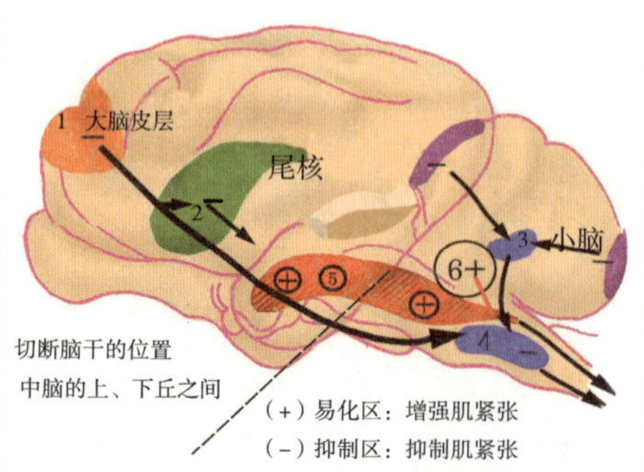

图10-20 猫脑各部位对肌紧张的调节

大脑皮层

- 大脑皮质运动区
  - 定义区域：与运动密切相关的大脑皮质
  - 包括
    - 主要运动区
      - 包括
        - 中央前回（4区）— 调节：肢体远端关节；精细运动
        - 运动前区（6区）— 调节：肢体近端关节；粗大运动
      - 特点
        - 交叉支配，头双侧
        - 代表区大小与运动复杂程度有关
        - 倒置安排，头正
    - 运动辅助区
    - 第二运动区 — 位置同第二体表感觉代表区
- 运动传导通路
  - 锥体系
    - 上运动神经元与下运动神经元之间
    - 功能：引发随意运动
  - 锥体外系
    - 锥体系以外的运动传导通路
    - 功能：调节肌紧张；协调随意运动
- 躯体运动调节最高级中枢 — 控制随意运动

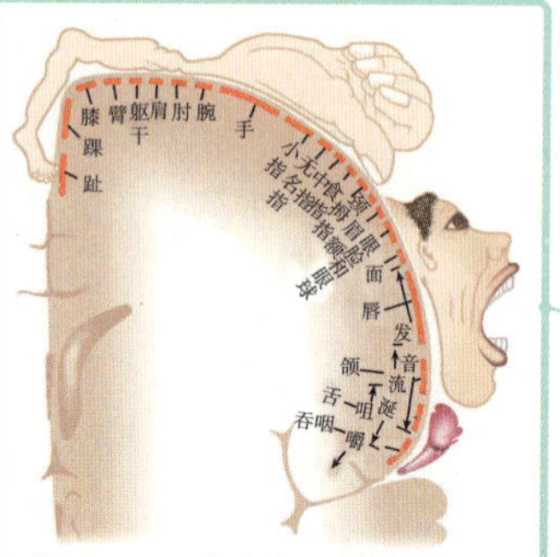
图10-23 大脑皮层主要运动区

基底神经节

- 实质：皮层下神经核团的总称
  - 包括
    - 黑质
    - 纹状体
      - 旧纹状体：苍白球
      - 新纹状体：壳核、尾状核
    - 丘脑底核
- 功能
  - 参与运动程序的编制
  - 调节肌紧张
  - 稳定随意运动
- 相关疾病
  - 运动过少而肌紧张增强 — 帕金森病
    - 运动症状：肌强直、运动不能、随意运动减少、静止性震颤
    - 黑质 — 多巴胺能神经元损伤
  - 运动过多而肌紧张降低 — 亨廷顿病
    - 双侧新纹状体 — GABA能神经元损伤
    - 运动症状
      - 肌张力下降
      - 舞蹈样动作：头部和上肢；不由自主

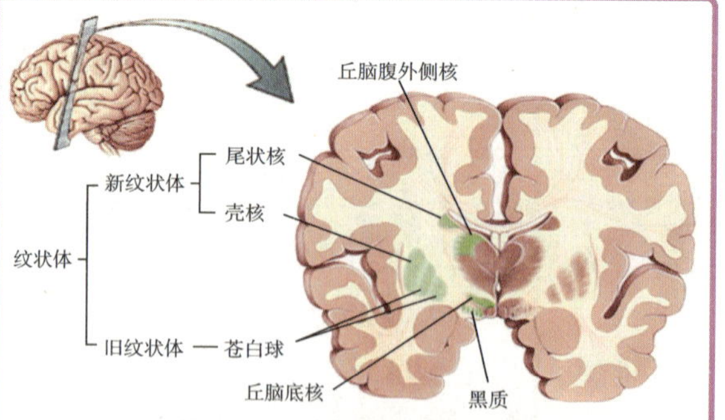

图10-24 基底神经节的主要核团

小脑

- 功能分区
  - 前庭小脑 — 维持身体平衡
  - 脊髓小脑 — 协调随意运动；调节肌紧张
  - 皮质小脑 — 参与运动程序编制

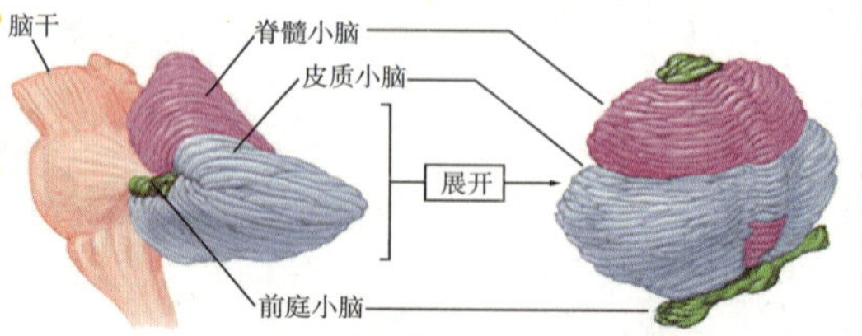

图10-25 小脑结构与功能分区示意图

五、神经系统对内脏活动的调节

- 自主神经系统
  - 调节内脏活动的传出神经纤维
    - (狭义)自主神经系统
      - 即内脏运动神经
      - 内脏活动不受主观意识控制
        - 自动调节
          - 如
            - 血压调节
            - 体温调节
    - 一般认为
  - 按照功能分类
    - 交感神经系统
    - 副交感神经系统

- 形态学特征

表10–1 交感和副交感神经系统的形态学特征

比较	交感神经	副交感神经
中枢起源	脊髓第1胸节至第3腰节灰质侧角	脑干和脊髓第2~4骶节的副交感神经核
换元部位	椎旁节和椎前节（靠近脊髓）	器官旁节和器官内节（靠近效应器）
节前纤维	短	长
节后纤维	长	短
分布效应	作用广泛	相对局限

  - 双重支配
    - 大部分脏器
    - 接受双重支配
      - 交感：广泛
      - 副交感：较为局限
  - 自主神经节
    - 将自主神经纤维分成
      - 节前纤维
      - 节后纤维
    - 分类
      - 交感神经节：椎旁节和椎前节
      - 副交感神经节：器官旁节和器官内节
  - 中枢起源
    - 位置
      - 交感：脊髓（T1~L3）灰质侧角
      - 副交感
        - 脑干：脑神经核
        - 骶段脊髓（S2~S4）相当于灰质侧角的部位

- 功能特点
  - 功能相拮抗
  - 紧张性作用
  - 作用与效应器功能状态有关
  - 对于整体的功能意义不同

表10–2 交感和副交感神经系统对整体生理功能的调节

比较	交感神经系统	副交感神经系统
作用	应付紧急情况	促进消化吸收、积蓄能量及加强排泄和生殖功能
范围	较广泛	较小
激活系统	交感–肾上腺素系统	迷走–胰岛素系统
意义	能量动员系统	能量储备系统

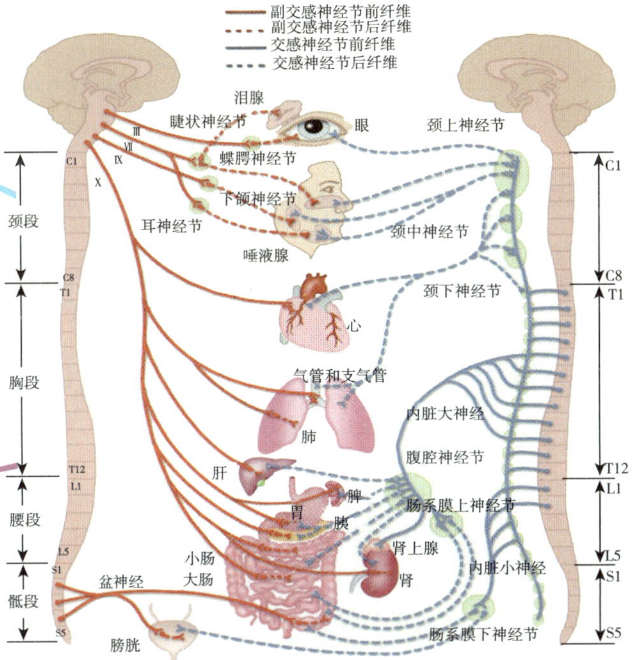

自主神经系统分布示意图

- 各级中枢对自主神经系统的调节
  - 脊髓
    - 初级中枢
      - 可以完成多种内脏反射
        - 血管运动
        - 发汗
        - 排便
        - 排尿等
  - 延髓
    - 生命的基本中枢
      - 心血管活动
      - 呼吸
  - 大脑皮质
    - 高级中枢
      - 新皮质
      - 边缘系统
        - 联系
          - 机体三种活动
            - 躯体
            - 内脏
            - 内分泌
  - 下丘脑
    - 较高级中枢
      - 联系
      - 实现
        - 功能调节
          - 摄食行为
          - 水平衡
          - 体温
          - 内分泌
          - 生物节律等

- 自主神经纤维分类
  - 肾上腺素能纤维
    - 末梢释放NE
    - 大部分交感节后纤维
  - 胆碱能纤维
    - 末梢释放乙酰胆碱（Ach）
    - 包括
      - 所有节前纤维
      - 大部分的副交感的节后纤维
      - 小部分交感的节后纤维
        - 如 支配
          - 汗腺
          - 骨骼肌血管

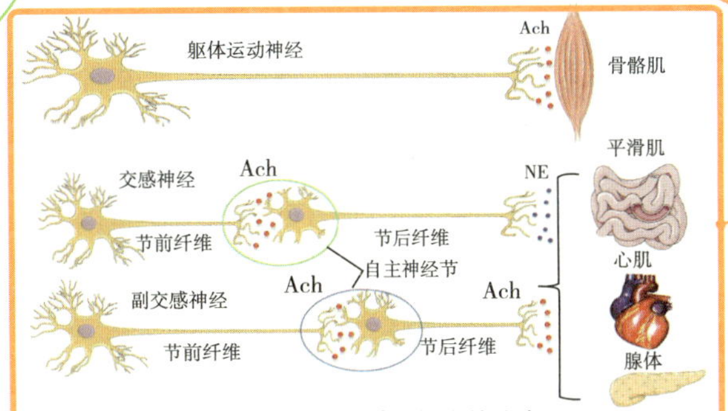

图10–26 外周神经纤维的分类

- 神经递质和受体
  - 神经递质
    - 定义
      - NT（neurotransmitter）
      - 化学物质
        - 介导突触传递
          - 神经元合成
          - 末梢释放
          - 作用于突触后膜受体
          - 产生突触后电位
    - 分类
      - 胆碱类：乙酰胆碱
      - 单胺类
        - 儿茶酚胺
          - 肾上腺素和去甲肾上腺素
          - 多巴胺
        - 5–羟色胺
        - 组胺
      - 氨基酸类
        - 兴奋性氨基酸：谷氨酸
        - 抑制性氨基酸
          - γ–氨基丁酸
          - 甘氨酸
      - 神经肽类：如 阿片肽、下丘脑调节肽
      - 其他：如 嘌呤、NO、CO
  - 受体
    - 概念
      - 功能蛋白
        - 与配体结合
          - 激素
          - 神经递质
          - 细胞因子等
        - 并产生生物学效应
    - 分类
      - 按配体
        - 如
          - 胆碱能受体
          - 肾上腺素能受体
      - 按位置
        - 突触前膜受体：如 $α_2$受体，调节前膜递质释放
        - 突触后膜受体：大部分受体属于此类
      - 按受体结构
        - G蛋白耦联受体：又称促代谢型受体
        - 离子通道型受体：又称促离子型受体
    - 向上调节
      - 当神经递质释放减少时
      - 受体
        - 数量增加
        - 亲和力增加
    - 向下调节
      - 与向上调节相反

- 自主神经系统主要递质和受体
  - 神经递质
    - 乙酰胆碱
    - 去甲肾上腺素（NE）
  - 受体
    - 肾上腺素能受体
      - 分布于交感神经支配的效应器
      - 分类
        - α型
          - 亚型
            - $α_1$
              - 分布：血管平滑肌
              - 效应
                - 兴奋
                - 平滑肌收缩
            - $α_2$
              - 分布：突触前膜
              - 效应
                - 抑制
                - 前膜释放NE减少
          - 阻断剂：酚妥拉明
        - β型
          - 亚型
            - $β_1$
              - 分布：心脏
              - 效应
                - 兴奋
                - 正性
                  - 变时
                  - 变力
                  - 变传导
            - $β_2$
              - 分布：平滑肌
              - 效应
                - 抑制
                - 平滑肌舒张
          - 阻断剂：普萘洛尔
    - 胆碱能受体
      - 主要分布于交感神经支配的效应器细胞上
      - 分类
        - 毒蕈碱型受体（M型）
          - 效应：M样作用
          - 阻断剂：阿托品
        - 烟碱型受体（N型）
          - 亚型
            - N_1：自主神经节
            - N_2：终板膜
          - 效应：N样作用
          - 阻断剂：筒箭毒碱

六、脑电图、睡眠和觉醒、脑的高级功能

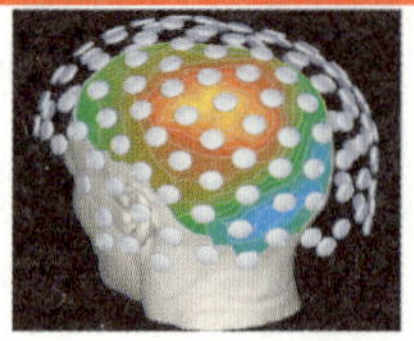

图10-27 EEG记录电极分布示意图

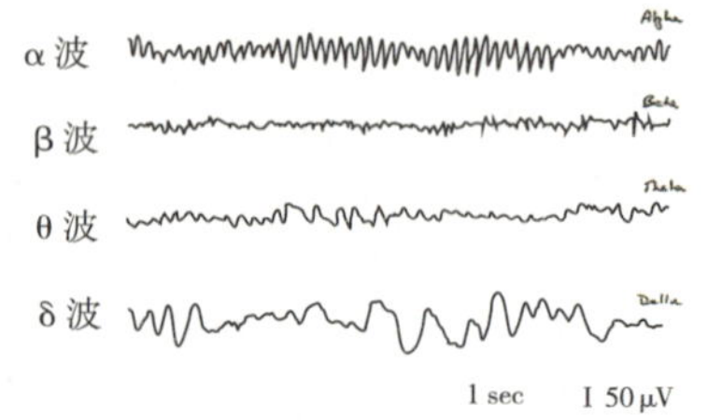

表10-3 正常脑电图基本波形的特征和出现条件

分类	频率（Hz）	振幅（μV）	生理意义	部位
α	8～13	20～100	成人安静、清醒、闭上	枕叶
β	14～30	5～20	新皮层紧张活动	额、顶叶
θ	4～7	100～150	成人困倦，小儿正常	颞、顶叶
δ	0.5～3	20～200	成人睡熟，极度疲劳，麻醉	颞、枕叶

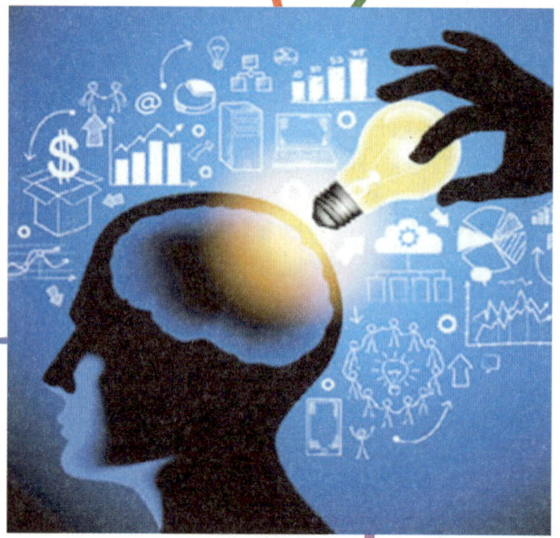

大脑皮质的电活动

- 分类
  - 自发脑电活动
    - 本质：电位变化——大脑皮质神经元产生；无明显刺激情况下
    - 记录部位：脑电图——头皮表面
    - 正常脑电波：按照频率和幅度——波形分类：α、β、θ、δ
    - 形成机制
      - 大量皮质神经元同步活动
      - 皮质神经元排列整齐
      - 突触后电位的总和
      - 顶树突：相互平行；垂直于皮质表面
  - 皮质诱发电位
    - 本质：电位变化——大脑皮质神经元产生；人工刺激条件下——外周感受器、传入神经
    - 记录部位：大脑皮质

睡眠与觉醒

- 睡眠
  - 生理活动所必须
    - 清醒：从事各种活动
    - 睡眠：保护机体——恢复体力、恢复精力
  - 睡眠时相的转换

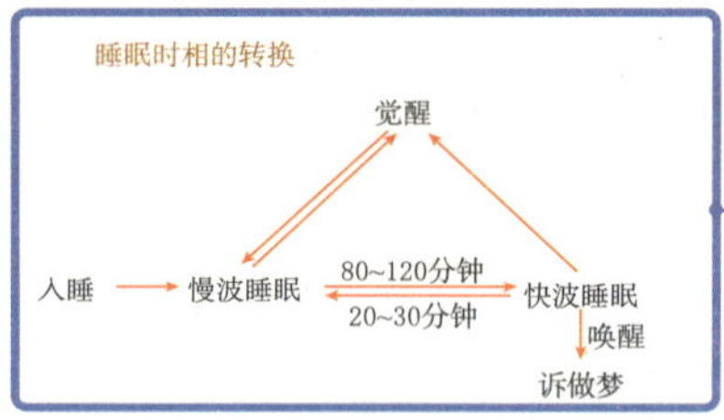

  - 一般生理功能变化
    - 感觉功能：减退
    - 躯体运动：肌紧张下降
    - 内脏活动：部分减弱——心率、呼吸频率、血压等下降；部分增强——汗液、胃液、唾液分泌增加
  - 两个时相：慢波睡眠；快波睡眠

比较	慢波睡眠	快波睡眠
脑电图	同步化慢波	去同步化快波
感觉功能	减退，唤醒阈低	进一步减退，唤醒阈提高
肌反射和肌紧张	四肢和颈后肌张力下降	进一步下降，随意运动消失
内脏活动	慢而平稳	快而不规则
时间	长，80~120分钟	短，20~30分钟
眼球运动	少或无	快速眼球运动
做梦	少	多，大于90%
生长素分泌	分泌多	分泌少
功能	促进生长和体力恢复	促进学习记忆和精力恢复

- 觉醒
  - 状态维持：非特异投射系统——脑干网状结构上行激动系统
  - 状态分类
    - 脑电觉醒：行为上不一定处于觉醒状态；脑电波 β 波——去同步化快波
    - 行为觉醒：行为上出现觉醒表现

语言功能

- 语言中枢
  - 定义
    - 区域：大脑皮质
    - 与语言功能相关：听、说、读、写
  - 损害后常见语言功能障碍
    - 运动性失语：能听懂和读懂；可以发出声；不能说话；不能用词语口头表达
    - 失写症：听，说，读均正常；不能书写文字
    - 感觉性失语：说，写，读均正常；听不懂别人谈话的意思
    - 失读症：说，写，听均正常；看不懂文字材料的含义
- 一侧优势现象
  - 人类两侧大脑功能不对称
  - 高级功能向一侧半球集中——右利手者——左半球—语言优势半球

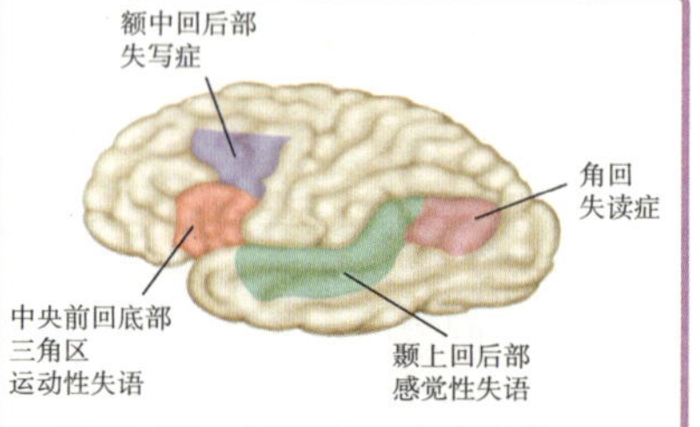

图10-30 大脑皮层与语言功能有关的主要区域

学习和记忆

- 定义
  - 学习
    - 实质：过程——获取：外界新信息；形成：新的条件反射——新行为、新习惯
    - 主体：人、动物
    - 意义：适应环境——预见性、灵活性、适应性
  - 记忆
    - 过程：储存、读出
    - 主体：信息——已获得的信息
- 学习形式
  - 分类
    - 非联合型学习
      - 定义：对单一刺激做出反应的过程
      - 如：习惯化、敏感化
    - 联合型学习
      - 定义：两个事件——时间上接近；重复发生；建立联系的过程
      - 分类
        - 经典条件反射
          - 建立：刺激——条件刺激在前（铃声）；非条件刺激在后（喂食）；多次时间上结合——强化
          - 消退：反复给予条件刺激；不给予非条件刺激强化
          - 意义：一件事情预示另一件事情发生

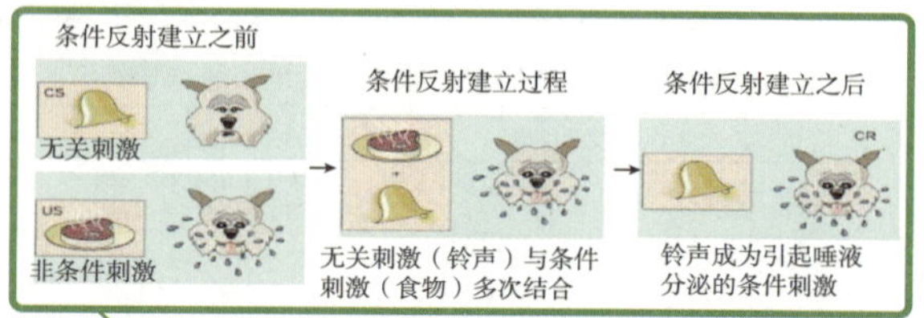

        - 操作条件反射
          - 建立：动物先完成一定的动作；然后获得非条件刺激——强化
          - 意义：特定行为与一定的结果相联系

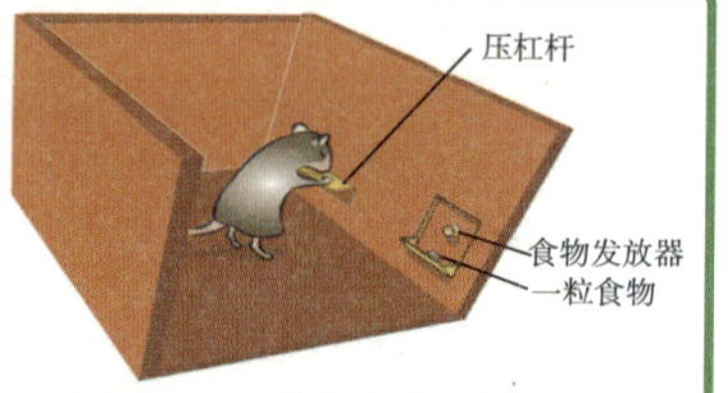

图10-28 操作条件反射示意图

- 记忆
  - 分类1：依据信息储存和回忆的方式
    - 陈述性记忆
      - 编码信息：事件和事实 如 个人经历
      - 信息贮存：依赖海马以及内侧颞叶等
      - 特点：可以一次性获得；可以用语言清楚表达；与意识有关
    - 非陈述性记忆
      - 编码信息：技巧性动作、习惯性行为 如 骑单车
      - 信息贮存：不依赖海马
      - 特点：需要反复练习才能获得；通过熟练的行为为动作表达；与意识无关
  - 分类2：依据保留时间
    - 短时记忆：数秒钟至几分钟 如 看一下号码拨号 机制：已有突触传递活动增强
    - 长时记忆：数天至数年或终生 如 自己的年龄、姓名等信息 机制：脑内结构与神经生物化学改变
  - 陈述性记忆形成
    - 重要结构：海马
    - 过程

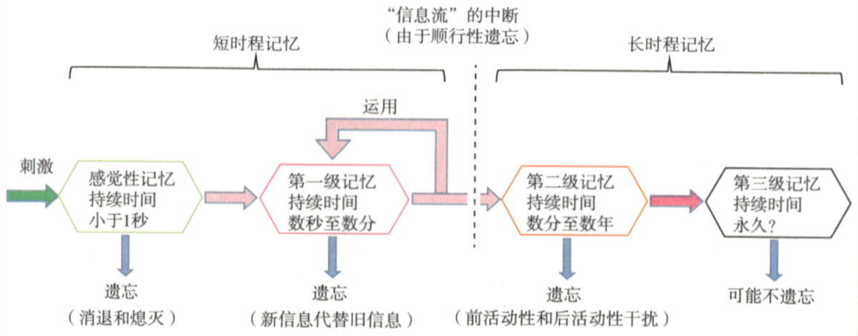

图10-29 从感觉记忆到第三级记忆的信息流图解

第十一章　内分泌系统

一、内分泌系统总论

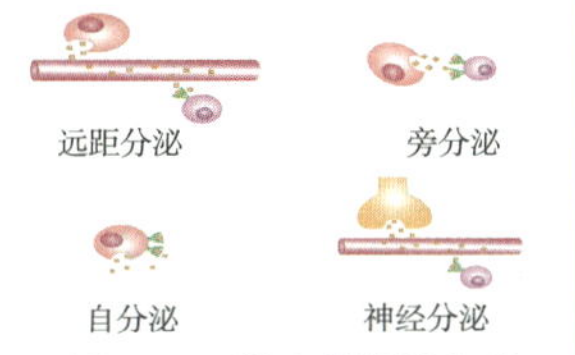

图11-1　激素的递送方式

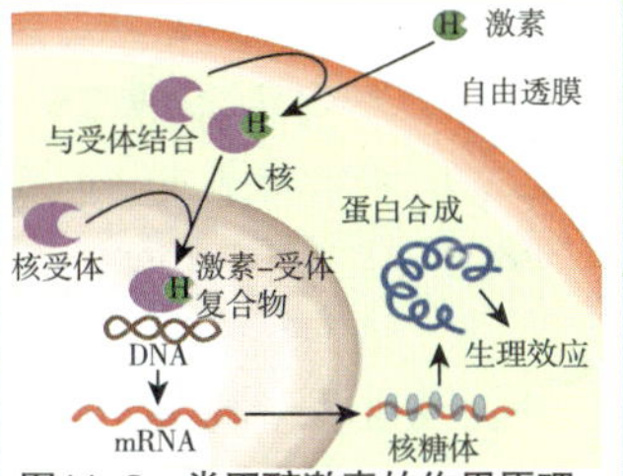

图11-2　类固醇激素的作用原理——基因表达学说

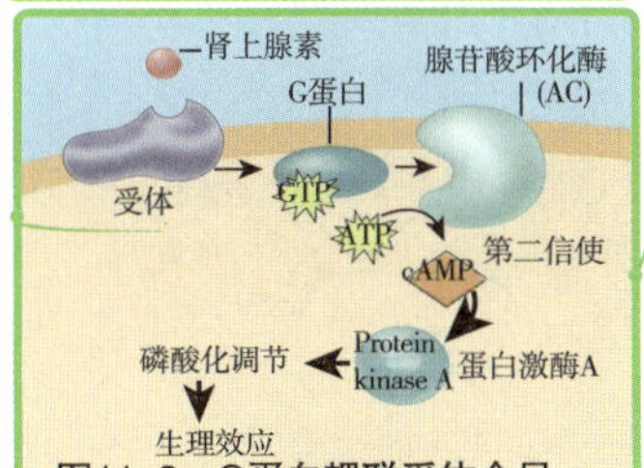

图11-3　G蛋白耦联受体介导的信号转导

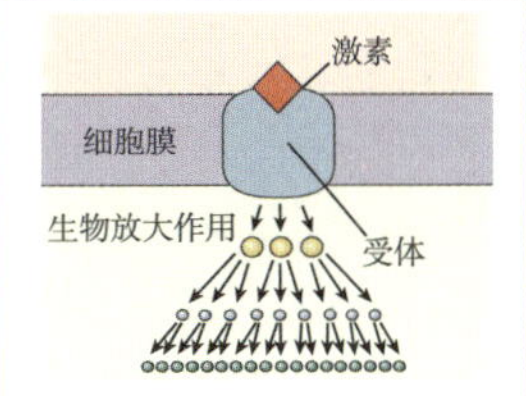

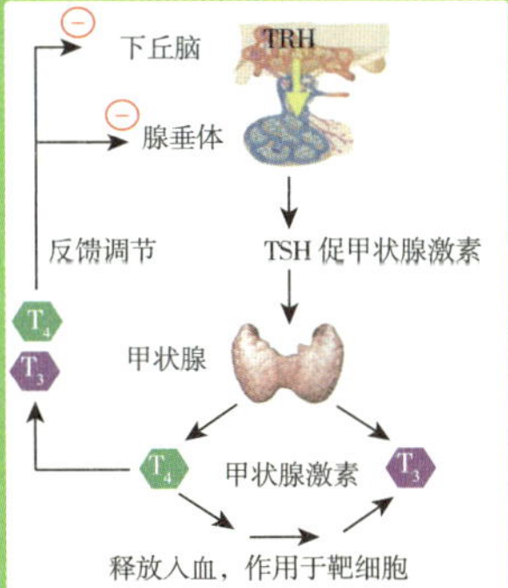

图11-4　激素调节轴

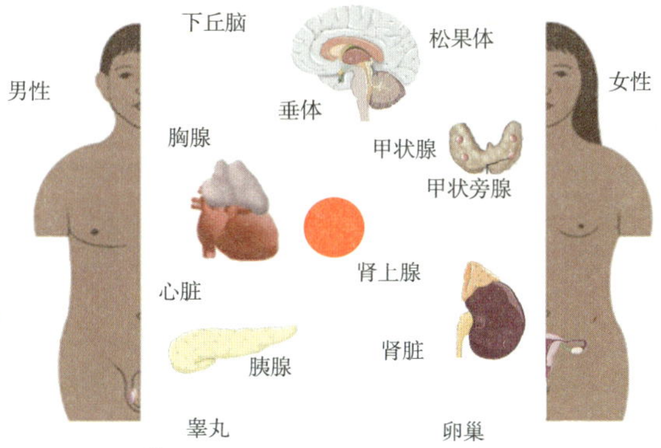

- 本质
  - 调节系统 — 体液调节
    - 范围：内环境稳态；新陈代谢；生长发育；生殖过程
    - 特点：缓慢；持久；弥散
- 组成
  - 专职
    - 内分泌腺
      - 脑内：下丘脑；垂体；松果体
      - 外周
        - 颈部：甲状腺；甲状旁腺
        - 胸腔：胸腺
        - 腹腔：胰岛；肾上腺
        - 盆腔：性腺 — 男性 睾丸；女性 卵巢
    - 散在的内分泌细胞 — 如胃肠道内的内分泌细胞
  - 兼职 — 普通组织器官 — 如
    - 心脏：心房钠尿肽
    - 肾脏：促红细胞生成素
- 分泌 — 激素
  - 激素到达靶细胞的方式（图11-1）
  - 定义
    - 来源：内分泌细胞
    - 本质：信息物质
  - 分类
    - 含氮类激素
      - 胺类 — 单氨基酸的衍生物 — 如 酪氨酸的衍生物：儿茶酚胺类激素；甲状腺激素
      - 肽类 — 如 下丘脑调节肽
      - 蛋白类 — 如 胰岛素
    - 脂类激素
      - 类固醇 — 胆固醇的衍生物 — 如 肾上腺皮质激素
      - 固醇类 — 1，25-二羟维生素D_3
      - 脂肪酸类 — 花生四烯酸的衍生物 — 如 前列腺素
  - 作用机制 — 受体介导的信号转导
    - 基因表达学说（图11-2）
    - 第二信使学说（图11-3）
  - 作用的共同特征
    - 信使
    - 高效
    - 特异
    - 相互作用：协同；拮抗；允许
  - 分泌调节
    - 体液调节
      - 调节轴：下丘脑-腺垂体-靶腺轴（图11-4）
      - 其他激素调节
      - 某些物质：底物的反馈调节
    - 神经调节：交感神经；副交感神经
    - 自身调节：如 甲状腺 — 根据血碘水平调整摄碘能力
    - 生物节律：如 昼夜节律
- 与神经系统联系的枢纽 — 下丘脑-垂体

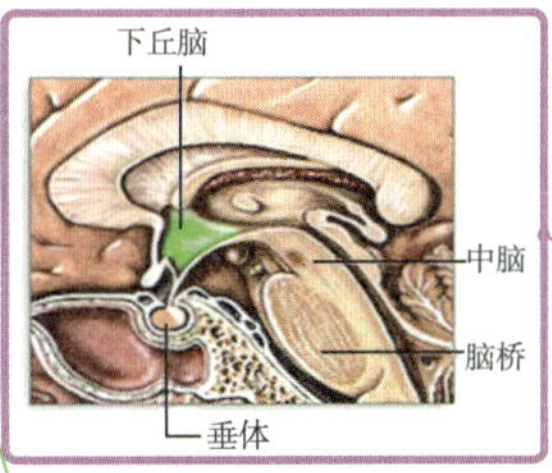

- 下丘脑
  - 本质：脑组织；内分泌腺；联系枢纽 — 神经调节、体液调节
  - 神经内分泌细胞
    - 神经元：接受信息；整合信息；传递信息
    - 分泌激素
      - 小细胞神经元 — 下丘脑促垂体区核团 — 下丘脑调节肽（HRP）
        - hypothalamic regulatory peptide（HRP）
        - 实质：肽类激素
        - 功能：调节腺垂体的分泌
      - 大细胞神经元 — 视上核和室旁核 — 催产素；抗利尿激素

表11-1　9种下丘脑调节肽（HRP）调节腺垂体7种激素的分泌

下丘脑调节肽	作用
促甲状腺激素释放激素（TRH）	促进TSH分泌
促性腺激素释放激素（GnRH）	促进LH、FSH分泌
生长激素释放抑制激素（GHRIH）	抑制生长激素的分泌
生长激素释放激素（GHRH）	促进生长激素的分泌
促肾上腺皮质激素释放激素（CRH）	促进ACTH分泌
促黑激素释放因子（MRF）	促进促黑激素分泌
促黑激素释放抑制因子（MIF）	抑制促黑激素分泌
催乳素释放因子（PRF）	促进催乳素分泌
催乳素释放抑制因子（PIF）	抑制催乳素分泌

- 垂体 — 组成
  - 神经垂体
    - 不含腺细胞 — 不合成激素
    - 下丘脑的延续 — 释放
      - 催产素（OXT）：发动分娩；射乳反射
      - 抗利尿激素（ADH）
  - 腺垂体 — 多种腺细胞 — 分泌多种激素
    - 作用于普通靶细胞
      - 生长激素（GH）
        - 作用
          - 促生长：内脏和骨骼；对脑无影响
          - 促代谢
            - 糖：升高血糖；抑制糖利用
            - 蛋白：促进合成；正氮平衡
            - 脂肪：促进脂肪分解；促进脂肪酸氧化
        - 分泌调节
          - 受HRP双重调控：生长激素释放激素；生长激素释放抑制激素
          - 其他促分泌激素：甲状腺激素；雄激素；雌激素
      - 黑素细胞刺激素（MSH）
      - 催乳素（PRL）：促进乳腺发育；启动并维持泌乳；其他
    - 作用于靶腺：促甲状腺激素（TSH）；促肾上腺皮质激素（ACTH）；卵泡刺激素（FSH）；黄体生成素（LH）
    - 受下丘脑调节肽HRP的调节

分泌不足：幼年时期——侏儒症
分泌过多：青春期以前——巨人症
　　　　　成年后——肢端肥大症

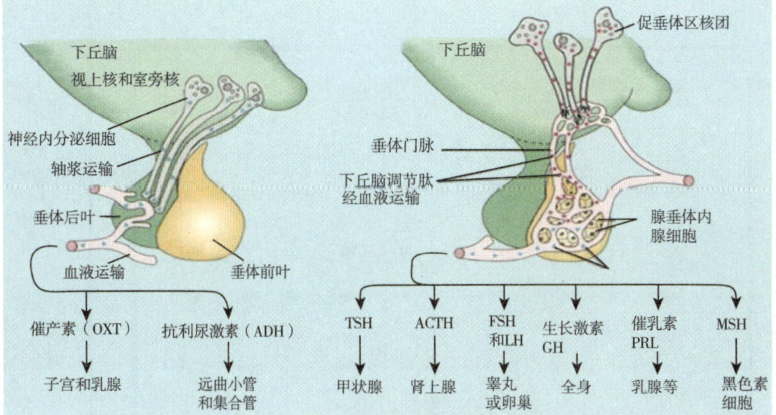

图11-5　下丘脑与垂体之间的联系

二、胰岛、甲状腺和肾上腺

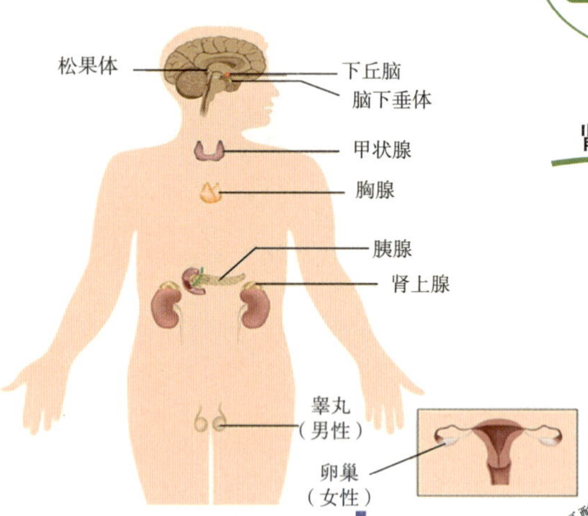

胰岛

- 结构：胰腺内分泌部
- 主要激素
  - 胰岛素
    - 来源：胰岛β细胞
    - 作用：代谢的调节
      - 糖：降低血糖
        - 促进糖利用
          - 合成糖原：肌肉、肝脏
          - 代谢供能：普通组织细胞
          - 用于合成甘油三酯
        - 抑制糖异生
      - 脂肪：促进合成
      - 蛋白：促进合成
    - 分泌调节
      - 血液中的营养成分
        - 血糖（+）：最强刺激
        - 某些氨基酸（+）：精氨酸、赖氨酸
        - 脂肪酸和酮体（+）
      - 神经调节：迷走神经（+）
      - 激素：多种胃肠激素（+）
    - 相关疾病：糖尿病
      - 胰岛素相对或绝对不足
      - 血糖升高 — 三多一少
        - 多尿：不能有效利用糖；血糖超过肾糖阈；渗透性利尿
        - 多饮：多尿导致
        - 多食：糖随尿排出；营养物质丢失
        - 体重减轻：不能有效利用糖；脂肪分解供能；氨基酸转化成糖
  - 胰高血糖素
    - 来源：胰岛α细胞
    - 生理作用
      - 与胰岛素相拮抗
      - 升高血糖：促进肝糖原分解；促进糖异生
      - 促进脂肪分解：使酮体增多
    - 分泌调节
      - 血中营养物质浓度：血糖浓度降低（+）；氨基酸浓度（+）
      - 神经调节：交感神经（+）
      - 激素：胰岛素
        - 直接作用（-）：直接抑制α细胞
        - 间接作用（+）：降低血糖

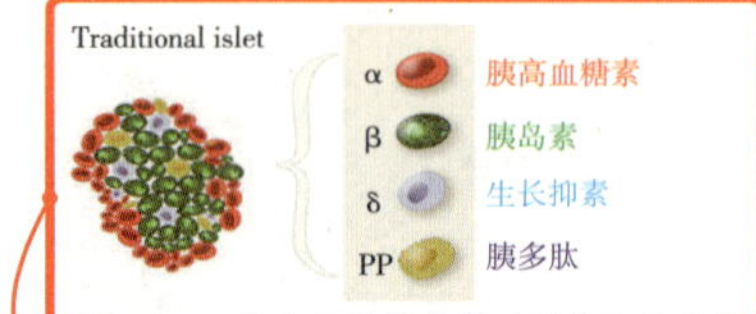

图11-7 胰岛细胞的分类以及分泌的激素

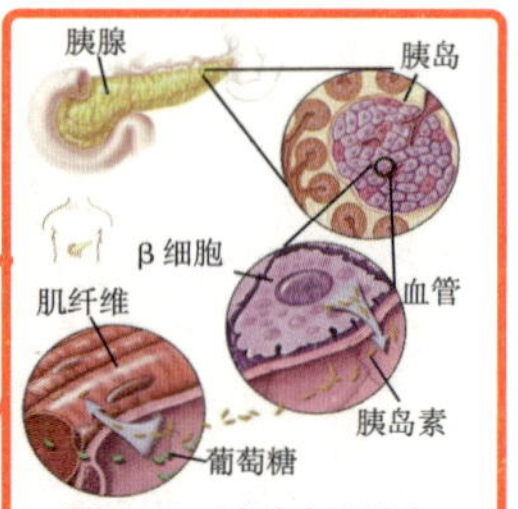

图11-6 胰腺内的胰岛

甲状腺

- 基本结构：甲状腺滤泡

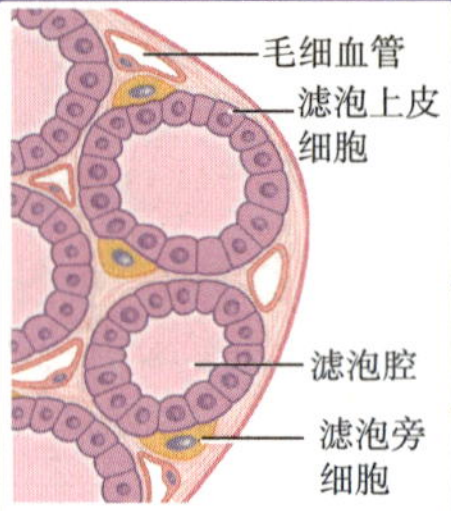

图11-8 甲状腺滤泡

- 甲状腺激素
  - 化学本质：酪氨酸的碘化物
  - 组成：T_4和T_3
  - 合成原料：酪氨酸和碘
  - 合成部位：滤泡上皮细胞
  - 合成过程
    - 甲状腺球蛋白（TG）：提供酪氨酸残基
    - 甲状腺过氧化物酶（TPO）：催化 — 酪氨酸碘化；碘化酪氨酸的耦联
  - 贮存
    - 位置：滤泡腔
    - 形式：胶质 — 甲状腺球蛋白
    - 量大

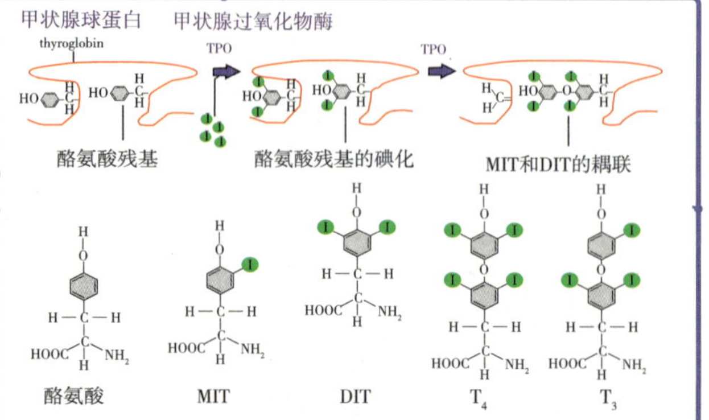

图11-9 甲状腺激素的合成过程

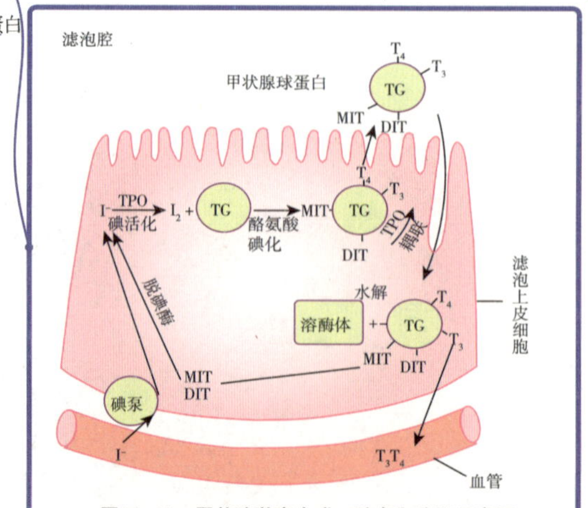

图11-10 甲状腺激素合成、贮存和分泌示意图

- 甲状腺激素生理作用
  - 生长发育
    - 脑和长骨
      - 分泌不足
        - 幼年：呆小症 — 智力低下；身材矮小
        - 成年：甲低 — 中枢神经系统兴奋性降低；基础代谢率降低；产热减少；粘液性水肿
      - 分泌过多：甲亢 — 与甲低相反的症状
    - 促进大部分组织细胞的生长：与生长激素协同
  - 代谢
    - 能量：产热增加
      - 钠-钾APT酶表达增加
      - 促进脂肪酸氧化
      - 增加线粒体：数量、体积
    - 物质
      - 糖：升高作用为主
      - 蛋白
        - 适量促进合成
        - 过量促进分解：甲亢-肌无力
        - 不足：正常蛋白合成减少；组织间隙黏蛋白合成增多 — 甲低-粘液性水肿
      - 脂肪：甘油三酯水解增加 — 甲亢-消瘦
  - 对其他系统
    - 循环
      - 心：收缩力增加；心率加快
      - 血管：平滑肌舒张
    - 中枢神经系统兴奋性
      - 甲低-下降：表情淡漠；行动迟缓；记忆力减退；终日思睡
      - 甲亢-增强：注意力不集中；多愁善感；烦躁；睡眠差
    - 消化：促进胃肠蠕动；增强食欲

肾上腺

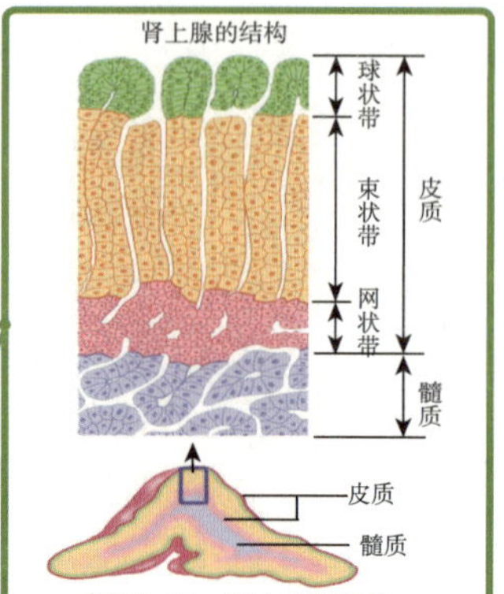

图11-11 肾上腺的结构

- 髓质：肾上腺髓质激素
  - 组成：去甲肾上腺素（NE）20%；肾上腺素（E）80%
  - 生理作用
    - 代谢：促进糖原和脂肪分解 — 为机体提供能量；增加组织耗氧量
    - 神经系统：增加兴奋性 — 警觉状态；反应灵敏
    - 其他
      - 循环
        - 心脏：心输出量增加
        - 血管：皮肤和内脏血管收缩；骨骼肌血管舒张；血流重新分配
      - 呼吸：支气管平滑肌舒张
  - 参与应急反应
    - 刺激：紧急情况 — 如 恐惧
    - 激活轴：交感-肾上腺皮质轴 — 增加激素：肾上腺素；去甲肾上腺素
    - 意义：动员机体潜能；应对紧急变化
- 皮质：3层
  - 球状带：盐皮质激素 — 醛固酮
    - 功能：保钠；保水；排钾
    - 分泌调节：血钠减低/血钾升高（+）；肾素-血管紧张素（+）
  - 束状带：糖皮质激素
    - 主要成分：皮质醇
    - 生理作用
      - 物质代谢
        - 糖：升高血糖 — 抑制外周糖利用；促进糖异生
        - 蛋白：肝内 促进合成；肝外 抑制合成
        - 脂肪：脂肪重新分布 — 向心性肥胖
      - 水盐代谢
        - 保钠排钾：作用弱于醛固酮
        - 促进水的排出：不足导致水中毒
      - 其他器官系统
        - 循环：允许作用
        - 呼吸：促进表面活性物质合成
        - 血液：红细胞增加，耐受低氧；白细胞增加，抗感染
    - 分泌调节
      - 昼夜节律
      - HPA：下丘脑-腺垂体-肾上腺皮质轴
      - 反馈调节
    - 参与应激反应
      - 应激刺激：寒冷、饥饿、精神紧张……
      - HPA轴激活：血中ACTH增加；糖皮质激素增加 — 维持血糖；抗感染；抗炎；耐受低氧；其他
      - 意义：保护机体；增强机体对有害刺激的 — 抵抗力；耐受力
  - 网状带：性激素
    - 睾酮
    - 雌二醇
    - 作用详见第十二章生殖系统

第十二章　生殖系统

一、男性生殖系统和性生理学

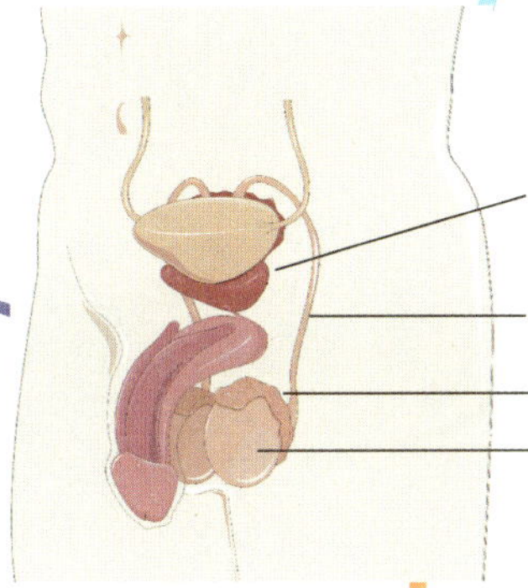

生殖
- 本质
  - 能力
    - 生物体
    - 产生子代
      - 与自己相似的
- 主体
  - 生物体
- 实现方式
  - 两性生殖器官活动
- 意义
  - 种族延续
  - 遗传信息传递
  - 物种进化

性生理学
- 性成熟
  - 表现
    - 体格形态
      - 身高
      - 机体构成比例
    - 性器官发育
    - 出现第二性征
      - 女性
        - 乳房发育，体态丰满，骨盆变宽
      - 男性
        - 胡须 喉结 骨骼粗大
  - 调节
    - 相关内分泌腺和激素
      - 下丘脑和垂体
        - 性腺轴
      - 肾上腺皮质
        - 网状带
          - 雄激素
          - 雌激素
  - 青春期发育异常
    - 性早熟
    - 青春期发展迟缓
- 性兴奋与性行为
  - 性兴奋
    - 性欲是基础
    - 定义
      - 性器官 一系列生理变化
      - 人类 受到刺激 有关性的
        - 精神
        - 肉体
  - 性行为
    - 即性交 性器官的接触 性兴奋基础上
    - 过程 兴奋期→平台期→高潮期→消退期
  - 表现
    - 男性
      - 阴茎勃起
      - 性高潮
      - 射精
    - 女性
      - 阴道的润滑作用
      - 阴蒂勃起
      - 性高潮

睾丸功能的调节
- 意义
  - 维持生精过程
  - 维持激素的正常水平
- 调节
  - 轴系调节和反馈调节
    - 下丘脑-腺垂体-睾丸轴
    - 负反馈调节
      - 雄激素
      - 抑制素
  - 睾丸内局部调节
    - 睾丸内细胞因子和生长因子
      - 如
        - 表皮生长因子
        - 胰岛素样生长因子
        - 转化生长因子
        - 成纤维细胞生长因子
    - 旁分泌
    - 自分泌

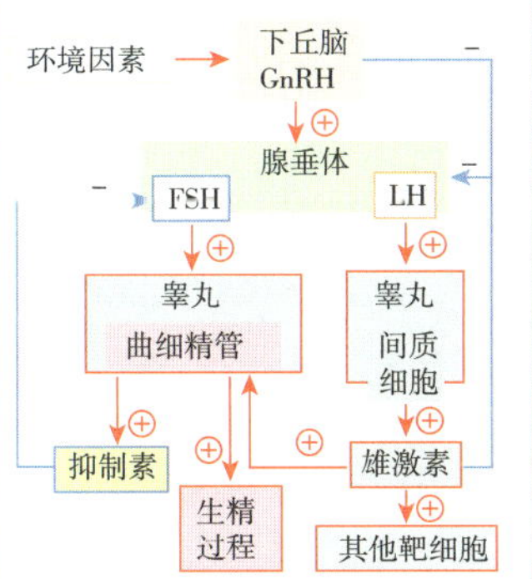

图12-3　睾丸功能的调节示意图

男性生殖系统组成
- 内生殖器
  - 睾丸
    - 男性生殖腺
    - 基本结构单元
      - 睾丸小叶
        - 曲细精管
          - 生精细胞
            - 产生精子
          - 支持细胞
            - 为精子的产生提供
              - 适宜的环境
              - 营养作用
              - 血睾屏障
        - 间质细胞
          - 分泌雄激素
  - 输精管道
    - 附睾
    - 输精管
  - 附属腺体
    - 精囊腺
    - 前列腺
    - 尿道球腺
- 外生殖器
  - 阴囊
  - 阴茎

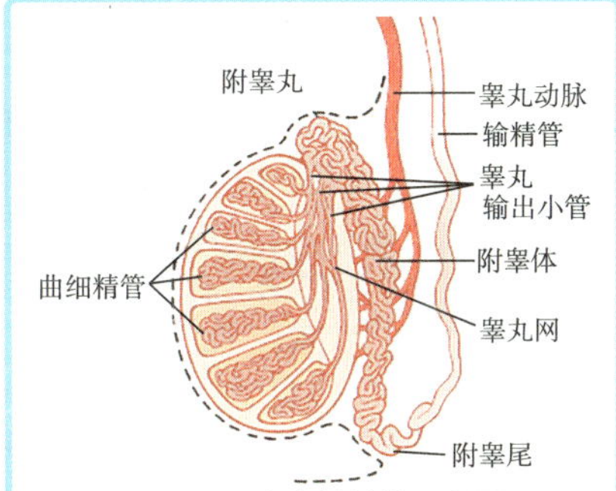

图12-1　睾丸的结构示意图

男性生殖系统功能
- 形成和排出精液
  - 精液组成
    - 精子
    - 液体
      - 来源
        - 睾丸和附睾
        - 附属腺体
  - 精子的发生和成熟
    - 三个阶段
      - 精原细胞有丝分裂
        - 特点
          - 其一保持干细胞活性
          - 另一个不断分裂产生新的生殖细胞
        - 意义
          - 源源不断产生生殖细胞
      - 精原细胞减数分裂
        - 特点
          - 青春期开始
        - 意义
          - 形成单倍体精细胞
      - 精子成熟
        - 2个阶段
          - 外形成熟
            - 失去胞质
            - 形成鞭毛
          - 功能成熟
            - 获得运动能力
            - 获得受精能力
    - 位置
      - 睾丸
        - 精子的发生
        - 外形成熟精
      - 附睾
        - 精子的功能成熟
    - 过程
      - 需要2个月
- 内分泌功能
  - 雄激素
    - 来源
      - 睾丸间质细胞
    - 包括
      - 睾酮
        - 活性最强
      - 脱氢表雄酮
      - 雄烯二酮
      - 雄酮
    - 睾酮的生理作用
      - 维持生精作用
      - 刺激生殖器
        - 生长
        - 发育
        - 成熟
      - 维持性欲
      - 影响胚胎分化
      - 影响代谢
        - 能量代谢
          - 增加产热
        - 物质代谢
          - 促进蛋白合成
          - 促生长
            - 骨骼
            - 肌肉
          - 促进造血功能
  - 抑制素
    - 来源
      - 睾丸支持细胞
    - 作用
      - 抑制腺垂体FSH的合成和分泌
        - 作用很强

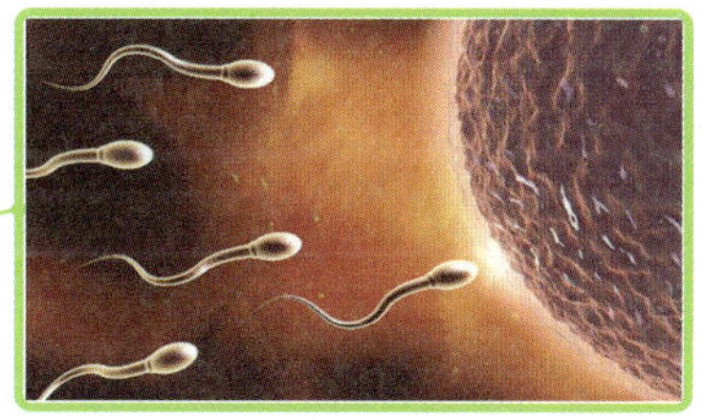

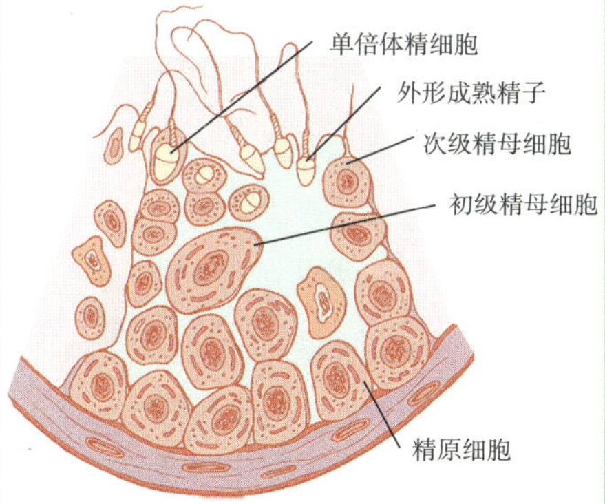

图12-2　曲细精管上皮的结构

二、女性生殖系统

卵巢的功能

- 生卵作用
  - 卵巢的周期性变化
    - 卵泡期
      - 又称排卵前期
      - 卵泡发育成熟
    - 排卵期
    - 黄体期
      - 又称排卵后期
- 内分泌功能
  - 激素
    - 主要
      - 雌激素
        - 组成
          - 雌二醇——活性最强
          - 雌酮
          - 雌三醇——活性最弱
        - 生理功能
          - 主要
            - 促进女生生殖器官的发育
            - 维持女性第二性征和性欲
          - 其他
            - 影响代谢
      - 孕激素
        - 主要活性形式孕酮
          - 主要作用于
            - 子宫内膜、子宫肌和乳腺
          - 主要功能
            - 调节腺垂体激素分泌
            - 调节生殖器官的生长发育
            - 使子宫内膜增厚——为受精卵着床做准备
            - 维持妊娠
            - 促进乳腺腺泡发育——为泌乳做准备
          - 其他
            - 提高女性基础体温
    - 少量
      - 雄激素
    - 其他
      - 如 抑制素

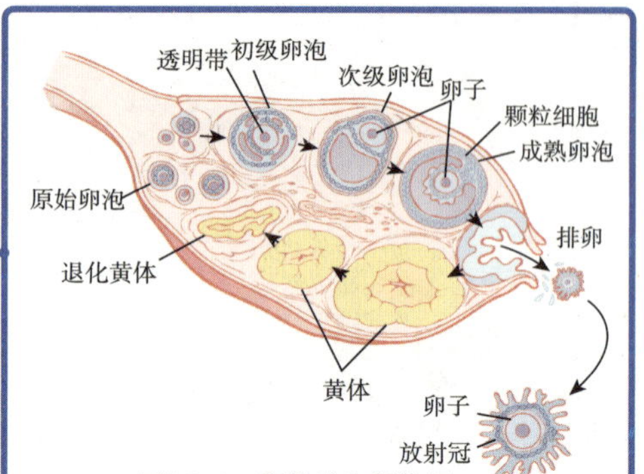

图12-4 卵巢的生卵作用

女性生殖系统组成

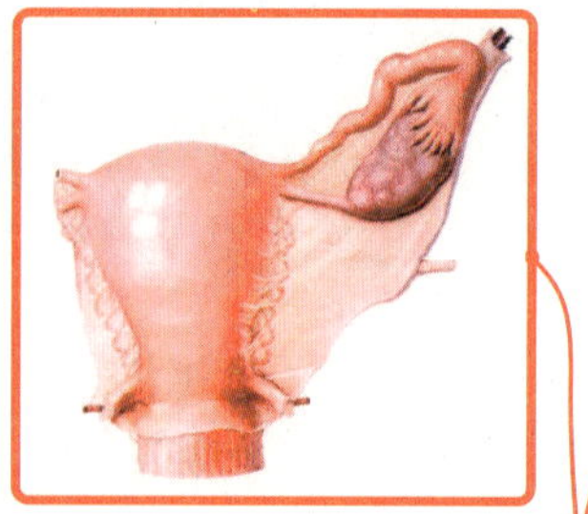

- 内生殖器
  - 卵巢
    - 女性生殖腺
    - 功能
      - 生卵作用
      - 内分泌功能
  - 输卵管
    - 细长管道
      - 输卵管漏斗部
      - 输卵管壶腹——卵子受精部位
      - 输卵管峡——输卵管结扎术部位
      - 输卵管子宫部
  - 子宫
    - 肌性器官——供胎儿发育
  - 阴道
    - 肌性管道器官
      - 作用
        - 导入精液
        - 排出月经
        - 娩出胎儿
- 外生殖器
  - 外阴

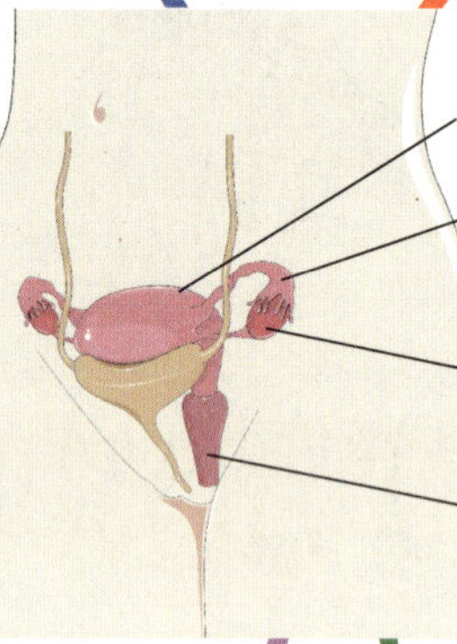

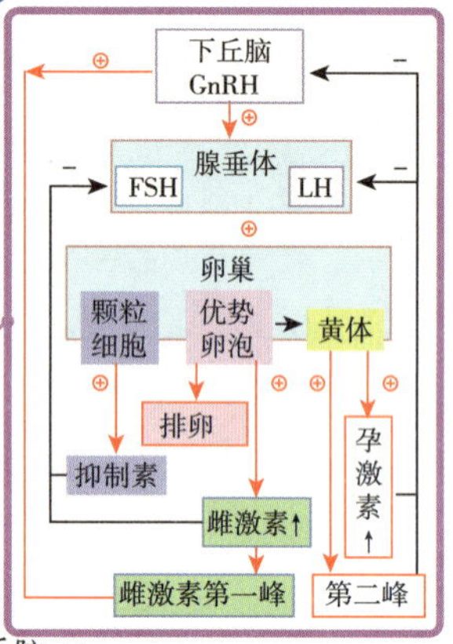

妊娠和分娩

- 妊娠
  - 定义
    - 实质——过程
    - 子代新个体
      - 产生
      - 孕育
  - 过程
    - 受精
      - 定义
        - 精子穿入卵子
        - 并与卵子相互融合
      - 过程
        - 精子的运行
        - 精子获能
        - 顶体反应
    - 着床
      - 定义——胚泡植入子宫内膜
      - 过程
        - 定位
        - 黏着
        - 穿透
    - 妊娠维持
      - 胎盘起关键性作用
        - 物质交换功能
        - 贮存营养物质
        - 内分泌功能
          - 人绒毛膜促性腺激素
          - 雌激素
          - 孕激素
          - 其他
    - 胎儿生长
- 分娩
  - 妊娠40周
  - 正反馈——神经-内分泌反射——催产素
  - 主要动力——子宫的节律性收缩
- 妊娠过程中激素的变化
  - 人绒毛膜促性腺激素
    - human chorionic gonadotropin 即hCG
    - 糖蛋白激素
    - 早孕指标
      - 孕早期合成
      - 妊娠8~10周达峰
    - 防止黄体退化
      - 维持妊娠
      - 防止流产
  - 雌激素
    - 妊娠期
      - 促进发育
        - 子宫
        - 乳腺
      - 骨盆韧带关节松弛
  - 孕激素
    - 促进子宫内膜蜕膜化
    - 抑制子宫平滑肌收缩
    - 防止流产
    - 促进乳腺发育

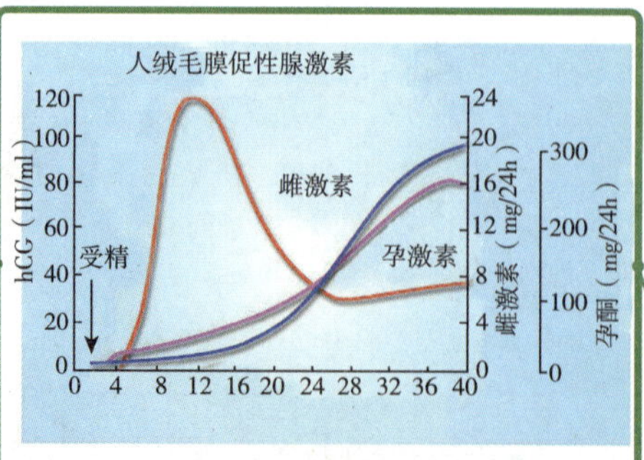

图12-6 妊娠期hCG、雌激素和孕酮的分泌变化

卵巢功能的周期性变化

- 调节
  - 下丘脑-腺垂体-卵巢轴
    - 雌激素和孕激素的反馈调节
      - 排卵前，低浓度雌激素——促进性腺轴活化
      - 排卵后，雌激素第二峰——抑制性腺轴活化
      - 排卵后，孕激素分泌峰
      - 排卵前，雌激素第一峰
        - 促进性腺轴活化
        - FSH和LH达分泌峰
- 表现
  - 激素水平的周期性变化
    - 排卵前一天达分泌峰的激素
      - 雌激素第一峰
      - 卵泡刺激素——FSH
      - 黄体生成素——LH
    - 排卵后1周达分泌峰的激素
      - 雌激素第二峰
      - 孕激素
  - 子宫内膜的周期性变化
    - 卵巢激素变化引起
    - 卵巢周期在子宫的表现
    - 子宫周期
      - 又称月经周期
        - 定义
          - 子宫内膜周期性剥落
          - 产生流血
        - 分期
          - 三个期
            - 增生期
            - 分泌期
            - 月经期

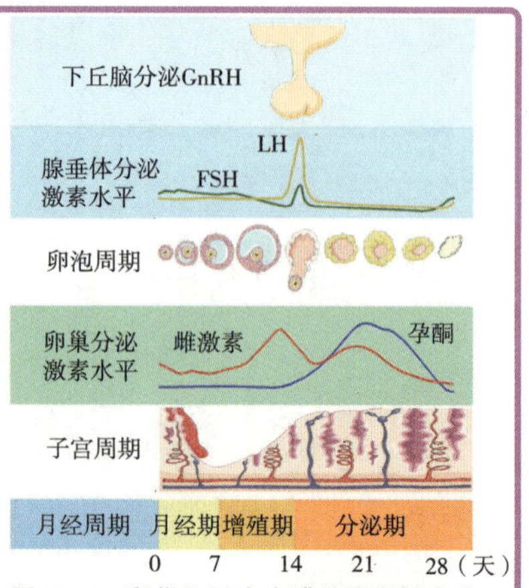

图12-5 卵巢和子宫内膜的周期性变化